李燕林临证精华

主　审　李燕林

主　编　徐　娟　李　李

副主编　杨文钦　黄　琳

编　委　庞　捷　安海文　刘琳娜
　　　　简健麟　林芬娜　郭文燕
　　　　曾剑慧　王　谨　韦晓霞
　　　　李超民　刘　丽　阮绍伟

中国中医药出版社

图书在版编目（CIP）数据

李燕林临证精华 / 徐娟, 李李主编 . -- 北京：中国中医药出版社, 2024.12
ISBN 978-7-5132-8998-6

Ⅰ. R249.7

中国国家版本馆 CIP 数据核字第 20246F1A98 号

中国中医药出版社出版

北京经济技术开发区科创十三街 31 号院二区 8 号楼
邮政编码　100176
传真　010-64405721
河北品睿印刷有限公司印刷
各地新华书店经销

开本 880×1230　1/32　印张 5　彩插 0.25　字数 151 千字
2024 年 12 月第 1 版　2024 年 12 月第 1 次印刷
书号　ISBN 978 - 7 - 5132 - 8998 - 6

定价　49.00 元
网址　www.cptcm.com

服 务 热 线　010-64405510
购 书 热 线　010-89535836
维 权 打 假　010-64405753

微信服务号　zgzyycbs
微商城网址　https://kdt.im/LIdUGr
官方微博　http://e.weibo.com/cptcm
天猫旗舰店网址　https://zgzyycbs.tmall.com

如有印装质量问题请与本社出版部联系（010-64405510）

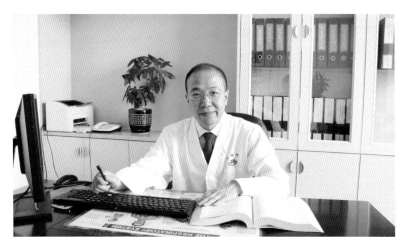

李燕林教授

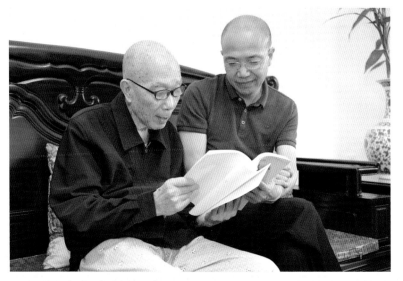

李燕林教授与父亲李文庆老中医交流中医学术

前　言

　　李燕林教授是广东省名中医,出身于中医世家,有30余年的临证经验,擅长使用中医药诊治肾脏病及风湿病,如急慢性肾衰竭、糖尿病肾病、狼疮性肾炎、肾病综合征、肾小球肾炎、IgA 肾病、膜性肾病、类风湿关节炎、痛风、强直性脊柱炎及内科疑难杂症。李教授重视临床实践,医术法取众长。始终坚持在临床工作的第一线,对肾脏病、风湿病的中医辨证、病机和治则有独特的见解,重视强化"中医临床思维",提出以中医药为主体、体现良好效价比。李燕林教授治疗疑难危重疾病的临床能力突出,多次运用中医药成功救治危重肾脏病及风湿病患者。李教授以肾脏疾病为主要研究方向,临床和研究成果丰硕,坚持传承与创新并重,将中医特色转化为技术优势,其带领的肾病科是国家临床重点专科、广东省中医药重点学科,在粤港澳大湾区乃至全国享有盛誉。

　　本书根据李教授近年门诊和住院病历记录整理而成,由李燕林教授亲自审核。本书选择记载详细,具有代表性的案例加以汇集。经验总结部分为慢性肾衰竭和风湿病两个方向,所选医案分为肾系疾病案、风湿疾病案、内科杂症案、男科疾病案、外科疾病案,共有医案 102 则。

　　此书特邀李燕林教授的同门师兄——中华中医药学会肾病专

业委员会主任委员、天津中医药大学第一附属医院肾病科主任杨洪涛教授作序,杨洪涛教授在中医肾病领域造诣深厚,在中医药防治肾脏疾病的临床与基础研究方面有丰富的经验。

编者

2024 年 9 月

序

　　李燕林主任医师是我国中医肾病界一位资深、著名的专家学者，是广东省名中医、国家临床重点专科广州中医药大学附属中山中医院肾病科学科带头人。他早年深得父亲李文庆老中医家传，奠定了坚实的中医基础，后又师承于全国名老中医黄文政教授，临床上擅长应用经方治疗肾病、风湿病及内科疑难杂症，药简而效彰。

　　朱震亨曰："仲景诸方，实万世医门之规矩准绳也，后之欲为方圆平直者，必于是取则焉。仲景之书，载道者也，医之良者，引例推类可为无穷之用也。"李燕林主任医师多年来潜心于《伤寒论》《金匮要略》的学习和研究，临证善用经方，但师古而不泥古，他秉承《黄帝内经》"治病必求于本"的宗旨，结合自身临床经验，多以病本为主，标本同治或权宜从治，在许多病症处理上常有独到见解，每每效如桴鼓。

　　《李燕林临证精华》是李燕林教授数十年来家学师承和临证心得的结晶汇集，也是他学术经验特色、诊治专长的集中展示，其内容涵盖了肾病、风湿病等临床各系疾病的诊治思路、辨证施治经验，以及方药配伍的独特运用，更有他多年来积累的验案精华。"姹紫嫣红皆国色，清香散入万千家"，这部书融理法方药于一炉，且毫无保留地把作者的经验体会和盘托出，奉献给读者和医界，这种可贵的精神令我实为感动。

　　古人有云："夫医者，非仁爱之士，不可托也；非聪明理达，不可任也;非廉洁纯良,不可信也。"燕林教授是我早年师从黄文政教授学习时的同门师弟,多年来彼此常有学术上的联系交往。无论是在学术理论上还是在临床实践中,他始终展现的是一种孜孜不倦、努力进取的学者风范。现在看到他的著作即将付梓,高兴之余,欣然作序。诚愿李燕林教授的这一部著作在中医药宝库中光芒焕发!愿广大读者同道可以从中得到诸多获益和启迪!

杨洪涛
2024 年 7 月于天津

目　录

第一章

学 术 思 想

第一节　慢性肾衰竭临证经验总结

慢性肾衰竭（chronic renal failure，CRF）是各种慢性肾脏疾病持续进展的结局，临床表现为肾小球滤过率进行性下降，代谢产物潴留，骨、矿物质、电解质代谢紊乱等。中医学中无慢性肾衰竭的病名，历代医家根据其临床表现归于中医的"关格""水肿""虚劳""癃闭"等范畴。目前西医在延缓肾衰竭进展方面尚无有效的治疗方法，中医药在治疗慢性肾脏病、保护残余肾功能及延缓肾衰竭进程方面有独特的优势。

李燕林教授从事中医肾病临床及科研工作30余年，致力于慢性肾衰竭的临床和基础研究，并逐渐形成了中医药防治慢性肾衰竭的特色学术观点。

一、病机认识

慢性肾衰竭在临床上属于本虚标实、虚实夹杂之症，虚实错杂贯穿疾病的始终，邪实则是造成慢性肾衰竭进展的根本原因。诸邪滞留体内，蕴结于肾，必致气机逆乱，肾络瘀阻，加重肾脏损害。湿浊内留、气虚血瘀是慢性肾衰竭的基本病机。临床观察发现，肾衰竭越重者，舌苔厚腻亦越重，同时，神疲乏力、面色少华虚象亦越明显，然此非纯虚，而为虚实夹杂。因此，他认为临床治疗用药时，尽管有治本为主或治标为主的不同，但必须坚持扶正祛邪、虚实兼顾、标本同治原则。

二、理论创新

李燕林教授在20世纪90年代初创新性地提出血液透析中"急性虚证"这一中医理论。他认为血液透析中的急性并发症如失衡综合征、初次使用综合征、低血压、痉挛、呕吐等,其病因复杂,有液体清除过快,亦有心功能不全、周围神经血管收缩性降低、自主神经功能失调等多种原因,具有发病急、进展快的特征,综合临床辨证,上述并发症属于急性虚证的范畴。其病机为超滤过多、过快等病因引起阴津丢失,继而气随津脱,最后必致阴阳俱损。李教授开展的临床研究显示,急性气阴虚最多见,急性阴虚可以单独存在,急性气虚、阳虚总伴有阴虚存在;急性阴虚又以肝阴虚、胃阴虚最常见。进一步的统计表明,血液透析中的急性气阴两虚以汗出、头晕、心悸、乏力、脉细弱为主症;阴阳两虚以肢冷、头晕、心悸、汗出、脉弱为主症;急性肝阴虚以抽搐痉挛为主症;胃阴虚以呕吐、腹痛为主症。治疗方面,需要养阴,更要益气,以气生津。参麦汤由红参和麦冬组成,红参能大补元气,麦冬则生津补阴,该方用于血液透析的急性虚证疗效确切且简便易行。临床多用参麦注射液,其补气阴之疗效更迅速。

李燕林教授认为早期慢性肾衰竭患者中医辨证分型以气虚或阴虚证为主,晚期或重证患者以阳气虚证为主,随着肾衰加重呈现出阴虚向阳虚转化加重的趋势,并呈现阴阳两虚症状,而且多有水、湿、浊、瘀并见的复杂病理改变。李教授团队既往临床研究数据表明,透析前的尿毒症患者,虚证以气阴两虚、阴阳两虚和脾肾阳虚为主,邪实以水湿、湿浊为主。一旦进入规律血液透析阶段后,其中医证候有很大转化,肝肾阴虚风燥的比例明显提高。同时,用积分的形式进行量化后,发现进入规律血液透析阶段后,虚证积分、实证积分和总积分均降低,但邪实积分下降幅度大于虚证,这可能与透析主要清除水湿浊毒,而对本虚的改善却不如对邪实有效有关。同时,无论血液透析频率多少,虚证临床积分都大于邪实,并且,随着透析次数的减少,虚象表现得越明显。这与此前李教授所言透析过程中急性并发症以虚证为特征的观点相吻合。

李教授更深入研究发现了较为充分透析患者,以阴虚风燥为主,证候较轻。而未做充分透析者,以虚实并重为主。脾肾气虚、脾肾阳虚以及阴阳两虚在每周仅做一次透析治疗的患者身上发生率非常高,同时还伴有水湿泛滥等证候。随着每周透析次数的增加,证候积分逐渐减少,临床症状表现渐轻。同等透析频率的虚证积分少于实证积分,说明透析阶段仍以虚象为主。他认为其机理可能为充分透析之后,水湿浊毒清除较为充分;未行充分透析者,不仅邪实未去,更伤正气,致成虚实并重之象。

三、尿毒康合剂组方依据

基于上述理论,李燕林教授创制了用于治疗慢性肾衰竭的尿毒康合剂,它熔补泻于一炉,扶正不留邪,祛邪不伤正。尿毒康合剂由大黄、丹参、黄芪、红花、地榆等药物组成,具有祛湿浊、通肾络、益气健脾的功效。方中大黄泄湿浊,逐瘀血;慢性肾衰竭患者存在高凝状态,丹参和红花协同通肾络化瘀血,增加肾的血流量,增加尿量,加速毒素从尿中排泄;地榆酸苦微寒,走大肠经,既能燥湿,又防大黄等药通降太过;黄芪健脾益气,不仅能提高机体免疫力,促进蛋白质合成,改善负氮平衡,同时还具有扩张血管、降低血压,改善肾血流动力学功能。诸药合用,体现了攻补兼施、温润兼备的治则。李教授团队针对尿毒康合剂开展了系列临床研究,证实其治疗慢性肾衰竭可降低患者血肌酐水平,改善肾功能,从而延缓终末期肾病的发展,对血液透析患者残余肾功能有保护作用,且具有较好的安全性。

四、慢性肾衰竭防治经验

1. 挖掘经典,分型论治

慢性肾衰竭出现水肿的症状,属于中医"水肿"范畴。李燕林教授主张肾系水肿病分型论治,认为水肿病因不外乎内因外因,其外者,多为风寒、风热犯卫;其内者,以肾本脏虚损为主。治疗上擅挖掘中医经典名方,治疗水肿病证疗效显著。《医宗金鉴》记载:"小青龙汤,用于杂病之肤胀水肿证,以发汗而利水。"《伤寒论》有言"少阴病,二三日不已,至四五日,腹痛,小便不利,四肢沉重疼痛,自下利者,此为有水气。其人或咳,或小便利,或下利,或呕者,真武汤主之"。据此,李燕林教授认为风寒袭肺,母子并病,肾水溢泛,主小青龙合真武汤加减。《伤寒论》记载:"太阳病,发汗后,大汗出,胃中干,烦躁不得眠,欲得饮水者,少少与饮之,令胃气和则愈。若脉浮、小便不利、微热消渴者,五苓散主之。"《温病条辨·上焦篇》有云:"太阴风温、温热、瘟疫、冬温初起,但恶热,不恶寒而渴者,辛凉平剂银翘散主之。"风热袭肺,母子并病,肾水逆滥,主五苓散加银翘散。《金匮要略》记载:"虚劳腰痛,少腹拘急,小便不利者,八味肾气丸主之。"肾阴虚,主八味肾气丸减桂附;肾阳虚,主真武汤。若夹湿浊,则加苍术、藿香之品芳香化湿;若兼血热,加用知母、牡丹皮之品清热凉血;若兼血瘀者,加用鸡血藤、川芎之品活血化瘀通络。李燕林教授主张治疗肾病既要注意疏通肾中脉络,又要留意护养肾中阴根阳基,通络护肾。

2. 顾本虑标,防治并症

李燕林教授提出慢性肾衰竭的治疗基于"治病必求于本"的经旨,多以病本为主,顾本虑标,标本同治或权宜从治等。慢性肾衰竭是本虚标实之证,本虚指脾肾阴阳的偏虚,标实谓"湿、浊、痰、瘀"。疾病早期,正气虽弱,尚能御邪;病至中晚期,正虚邪实并重。慢性肾衰竭的病机虽然错综复杂,但脾胃气机升降失常是其发病中的重要环节。人体的水液代谢主要靠肺脾肾三脏功能和三焦气化作用来实现。中焦脾升胃降乃气机升降之枢纽,其他功能的发挥,必须借助中焦正常运行来实现。治疗须祛邪不伤正,扶正不碍邪。久病之人脾胃虚弱,多虚不受补,而补肾益气之品又有滋腻壅滞之弊,若一味蛮补,则更伤脾胃,致纳呆而运迟。李教授临床运用和中降浊汤治疗慢性肾衰竭有较好的临床疗效,方中用生蒲黄、生三七为主药凉血止血,活血化瘀;佐以墨旱莲、白茅根、藕节炭、生地黄清热生津,凉血止血;牡丹皮、赤芍清热凉血,兼以化瘀;郁金、丹参、川芎活血行气化瘀;茺蔚子、牛膝活血利水,引瘀血下行。诸药合用,共奏止血不留瘀、活血不破血之功效。

慢性肾衰竭患者常有多种并发症,常见的包括皮肤瘙痒、失眠、头晕等。李燕林教授强调辨证论治在并发症治疗中具有重要地位。慢性肾衰竭患者并发皮肤瘙痒,在辨证论治的基础上,其风邪甚者,加用防风、荆芥、地肤子之品祛风止痒;血热甚者可加生地黄、玄参、茜草、牡丹皮清热凉血;可酌情加用蝉蜕、僵蚕等虫类药物搜风通络。慢性肾衰竭并发失眠,可按阴虚和阳虚论治。阴虚者,以黄连阿胶汤为基础方,邪正兼顾,以奏滋阴降火、交通心肾之功;阳虚者,以肾气丸为基础方,温肾阳,潜虚阳;热盛者加黄连、黄芩、栀子清心泄热;兼痰者,加法半夏、陈皮、竹茹化痰降逆;兼气虚者,加人参、白术、黄芪益气健脾。慢性肾衰竭并发头晕的治疗,以补虚泄实,调整阴阳为原则。实证者,以潜阳、清热、化痰、逐瘀为法,辨证使用天麻钩藤饮、龙胆泻肝汤、半夏白术天麻汤、通窍活血汤等方;虚证者,辨其气血阴阳虚衰,予归脾汤、左归丸、右归丸之类补虚止眩。此外,李燕林教授擅长使用中药结合血液透析滤过治疗尿毒症并发急性胰腺炎,中药以通下行气、祛湿解毒、益气化瘀为法,予生大黄5g,地榆10g,木香10g,丹参15g,红花10g,黄芪15g,柴胡15g,白芍12g;便秘甚,大黄加至10g,芒硝10g;大便黏而不爽,苔黄厚腻湿热重者加用黄连5g,藿香10g,佩兰10g。临床研究证实该方联合血液透析滤过治疗急性胰腺炎,能更快缓解患者腹痛、腹胀、呕吐、大便不通等症状,降低血淀粉酶、脂肪酶、炎性因子等实验室指标。

五、钙化防御防治经验

钙化防御(calciphylaxis)是一种罕见的血管性疾病,以皮下脂肪组织层及真皮层的小血管的血管钙化、堵塞为特点,主要见于终末期肾脏病(end stage renal disease, ESRD)血液透析或腹膜透析患者。该病的典型临床表现是由于皮下血管钙化而导致的皮肤变化,如紫罗兰色斑块、水疱、黑色焦痂等,常伴有病损皮肤的剧烈疼痛及触觉过敏。钙化防御患者的预后通常较差,流行病学研究显示,该病的1年死亡率高达60%～80%。目前,尚缺少全球范围内的有关于钙化防御的临床共识与循证临床指南,治疗上亦以对症干预为主要手段,缺乏特异性治疗药物。李燕林教授出身中医世家,是广东省名中医、博士生导师,也是国家临床重点专科肾病科学科带头人,其从事血液净化工作30余年,在中医干预和治疗透析并发症和钙化防御方面常有独到的经验。其对钙化防御主张"治外必本诸内",治疗上主张内外治并重,取得了较好的临床疗效,现将侍诊所得总结如下,以飨同道。

1. 司外揣内,洞悉病机

未见古人有关钙化防御一病的有关描述和诊治经验记载,临证每遇此病,易让人莫衷一是。然而,中医讲求司外揣内,治病求本,结合本病的发生阶段及临床表现,便可获悉病机。首先,钙化防御见于慢性肾衰竭进行血液透析或腹膜透析的患者,透析替代方法为现代西医学治疗尿毒症常用治疗手段。该期病患可归属中医"关格""癃闭",久病耗伤,肾气衰惫,气化不利,湿瘀毒邪内蕴,故总体病理性质应为本虚标实。本虚,气血阴阳之谓也;标实,乃指湿浊瘀毒。再者,观其证候,钙化防御的主要临床表现,早期为皮肤硬化、结节和网状青斑和紫癜,可归属于中医学"皮痹""紫癜";进展至中后期,皮肤损害迅速进展,皮肤色泽逐渐变暗,更有甚者出现皮肤溃烂坏死,此期病变可归属于"阴疽"范畴。《丹溪心法》曰:"欲知其内者,当以观乎外;诊于外,斯于知其内。盖有诸内者形诸外。"

钙化防御一病往往有外在的肌肤四肢病变,肌肤四肢病变往往是脏腑疾病的外在表现,临证时,首先要通过辨病变部位以明确疾病性质,如《疡科心得集》中提道:"盖疡科之证,在上部者,俱属风温风热,风性上行故也;在下部者,俱属湿火湿热,水性趋下故也;在中部者,多属气郁火郁,以气火之俱发于中也。"其次,通过明察局部特征,如望局部皮肤色泽、润枯、肿胀、破溃、渗液,按扪局部皮肤冷暖以知寒热;是否有病变软硬,轻或重按之压痛有无以测病之虚实和邪之深浅;肢端是否发凉、怕冷、麻木、酸痛以判气血阴阳偏颇,从而获悉病机。最后,辨证过程中还要结合整体辨证,从患者的全身寒热、有汗无汗、头身疼痛、二便、饮食与口味和胸胁脘腹等情况,运用四诊,全面考虑,才能察其源,候其病机,方证相对以取得佳效。

2. 分期施治,勿忘脾胃

钙化防御一病是以内在的阴阳失衡显露在外为特征,在早、中、后期三个不同发展阶段,以消、托、补为总治则,运用活血、祛湿、化痰、补益、解毒等。早期起病常见湿热毒蕴之证,宜速去邪气,可选用四妙勇安汤、五味消毒饮;中期症见溃口经久不愈,气血亏虚,宜攻补兼施,故可选用透脓散、托里消毒散等;疾病进展至后期,邪去正衰,宜补忌伐,可根据气血寒热之盛衰选方,常用人参养荣汤、桂附八味丸等加减。

李燕林教授指出钙化防御常出现在透析患者中,所以该病既有外科之特点,又有内伤杂病之不同。透析日久,患者常表现为纳呆、乏力并呈进行性消瘦。脾升胃降,中焦乃气机升降之枢纽,其他功能发挥,必借中焦正常运行来实现。《诸病源候论·水肿候》谓"肾者主水,脾胃俱主土,土性克水,脾与胃合,相为表里,胃为水谷之海,今胃虚不能传化水气,使水气渗溢经络,浸渍脏腑"。即说明了中焦功能的重要性。若中焦功能正常,则阴阳升降运行正常,从而维持五脏六腑以及四肢肌肉九窍的生理功能正常。和中降浊、调健脾胃贯穿治疗之始终,临证可分别选用小半夏汤、泻心汤类、理中丸、茯苓饮等加减。

3. 重视局部,辅以外治

因钙化防御患者伤口缺血坏死明显,愈合差,且患者常因剧烈疼痛难以忍受外科清创,故钙化防御的伤口处理十分棘手。临床上伤口处理的首要目的是清除渗出及坏死组织并预防感染形成,外科清创及负压伤口吸引被推荐用于感染伤口及大的伴有渗出的坏死病变的治疗,但是此种治疗可能会导致病变边缘软组织功能缺陷并可能导致进一步的组织切除,内治结合外治是本病较佳的治疗方法。中药在这类难以愈合的伤口方面有较好的治疗效果。除了内服中药外可根据病之部位、阶段不同而使用膏药、油膏中药外治治疗。

外敷膏药可使药物直达病所发挥消散热毒、散肿止痛的效果,因而可以快速缓解症状,提高临床疗效。如四黄膏中以大黄活血祛瘀、清热解毒为君药；黄芩清热解毒、凉血止血为臣药；黄连、黄柏清热解毒、消肿止痛为佐药；樟脑、冰片芳香走窜、清热止痛为使药。全方共奏凉血止痛、活血通络之效。多项研究表明四黄膏贴敷可以很好地缓解局部肿胀、疼痛及机体的急性炎症反应，促进伤口愈合。再者，如外用九华膏亦有活血祛瘀、祛腐生肌的作用，九华膏由滑石粉、龙骨、硼砂、朱砂粉、冰片等药物组成。研究证实九华膏具有控制感染、促进创面愈合的作用，换药过程中腐肉脱落较快，肉芽生长迅速，能有效使感染创面愈合时间缩短，在后期创面中央还会生长"皮岛"，使愈合后的疤痕组织比较松软，不易发生挛缩的现象，且使用方便，价格便宜，适用于各类伤口的保守治疗，具有独特的中医药治疗优势。

（徐　娟）

第二节　风湿类疾病临证经验总结

　　风湿病是一类以侵犯关节、骨骼、肌肉、血管及有关软组织或结缔组织为特征的疾病，其多数为自身免疫性疾病，常见包括类风湿关节炎、强直性脊柱炎、皮肌炎、系统性红斑狼疮及干燥综合征等。中医学中未有对风湿类疾病进行系统概述，历代医家在长期的临床实践中，已经观察并总结了其相关特点，并根据其临床表现归于"痹证""燥痹""痿证""红蝴蝶疮""大偻"等中医范畴。目前西医治疗风湿类疾病多使用非甾体抗炎药、激素、免疫抑制剂及生物制剂等，其治疗效果明显但同时毒副作用也不容忽视，中医药改善风湿类疾病临床症状并延缓疾病进程具有独特优势。

　　李燕林教授从医 30 余载，于临床、教学和科研方面均有较深造诣，继承经典又不拘泥于经典，活用经方，临证加减，擅长中西医合参治疗风湿类肢体经络病，逐渐形成中医药防治风湿类疾病的特色学术观点。

一、病机认识

　　风湿类肢体经络病系由于先天禀赋不足或后天外邪内伤、七情饮食等因素引起经络失养抑或病邪瘀阻于经络,导致肢体功能失调的一类疾病。肢体功能失调多表现为痹证、痿证等。李燕林教授认为治疗肢体经络病当首辨虚实,经络失养者多属虚证,邪壅经脉者多为实证,治则应以"通"为用。"通"之法,因其病机不同而有所不同:虚证则当以补益助其通也,实证当去其壅阻之邪使之通也。

二、治痹要点

李燕林教授认为痹证的发病多与腠理不固之正虚相关,其发病不外乎风、寒、湿、热、虚、瘀之因,如风寒湿邪侵袭筋骨,流注关节,阳气不能外达,气血闭阻可发而成痹;若素体本热与外邪相搏结于经络,阻滞气血亦可发为热痹。同时与《素问》观点一致,李燕林教授认为体痹日久邪舍于内,可客五脏,从而形成五脏痹,影响脏腑功能。

李燕林教授不仅注重痹证的急性疼痛期治疗,还关注痹证缓解期的养护调摄,做到"已病治病,未病先防"。认为论治痹证,其临证之时当首辨病位及虚实,其次重在辨病邪偏胜,正如李中梓的《医宗必读》所云:"在外者祛之犹易,入脏者攻之实难;治外者散邪为急,治脏者养正为先。"其治疗总则为补虚,祛邪,通络。

西医学中类风湿关节炎、痛风性关节炎属于痹证范畴,中医药治疗以标本兼顾、整体观念为特色,症状改善明显,在临床上应用广泛。

三、桂昆风湿合剂组方依据

类风湿关节炎(rheumatoid arthritis, RA)是以关节组织慢性炎症为特征的系统性自身免疫性疾病,主要表现为受累关节疼痛、肿胀、功能受限,因持续的滑膜炎、血管翳引起软骨和骨组织的破坏,最终导致关节畸形和功能障碍。

根据本地区类风湿关节炎的病机特点,李燕林教授结合30余年的自身临床经验,强调寒湿是本地区类风湿关节炎的核心病机,祛风除湿、温经散寒法是类风湿关节炎的基本治疗大法。桂枝芍药知母汤是《金匮要略》中的经典方剂,主治诸肢节疼痛、身体尪羸、脚肿如脱、头眩短气、温温欲吐者,因其疗效确切,目前广泛应用于临床治疗类风湿关节炎。李教授在临床工作中在桂枝芍药知母汤基础上对其改良而成桂昆风湿合剂,由桂枝、昆明山海棠、白芍、鸡血藤、乌梢蛇、薏苡仁、生姜等组成,有祛风除湿、温经散寒的功效,临床尤其适用于寒湿痹阻型痹证。近年来依托本地区科技计划课题已经开展了桂昆风湿合剂改善类风湿关节炎的临床与基础研究。研究结果表明桂昆风湿合剂不仅能减轻关节肿胀、疼痛等临床症状,还能改善关节彩超评分和保护患者的关节功能,从而提高类风湿关节炎患者生活质量。联合西药治疗类风湿关节炎,在炎症的控制及减少关节渗出、滑膜炎症、滑膜层血流信号等方面优于单用甲氨蝶呤。体外实验结果表明该方能抑制类风湿关节炎患者滑膜成纤维细胞的异常增殖。在上述基础上,运用影像学方法评估该方治疗类风湿关节炎骨破坏的疗效,研究表明桂昆风湿合剂和甲氨蝶呤联合使用可以改善破骨细胞抑制因子(OPG)、破骨细胞分化因子(RANKL)、抗酒石酸酸性磷酸酶 5b(TRACP5b)、β-骨胶原交联(β-CTx)等类风湿关节炎骨破坏指标,并且在减轻类风湿关节炎患者的关节侵蚀破坏方面更具优势。

四、治痿要点

李燕林教授参考古今,认为岭南地处湿热质地,岭南地区痿证多因外感湿热毒邪,导致五脏内伤,气血津液亏耗,肢体经络失于濡养发而成痿。认为论治痿证,当首辨脏腑病位,不必拘泥众家之言——"治痿独取阳明",其次应辨标本虚实,融汇古今,治疗总则当以扶正兼以祛邪,并注意顾护气血津液。

西医学中重症肌无力、皮肌炎等属于痿证范畴。

五、重症肌病治疗思路

肌病指肌肉的原发性结构或功能性病变,其中包括进行性肌营养不良、运动神经元疾病、代谢性肌病、周围神经病及炎症性疾病。由于肌病表现各异,且常常表现出多器官、多系统受累,若病情控制不佳,可能危及生命。随着影像学及病理学的发展,人们对于肌病认识有了更进一步提高,但在治疗上,部分危重症的单纯西药治疗疗效欠佳,然而中医或中西医结合在本病的治疗方面常获良效。李燕林教授擅长用升阳举陷法治疗重症肌病。

中医学认为气是构成万物的本源,气的升降出入维持着人体机能的稳定,故气机升降失常常可危及生命,喻昌谓之"升降息,神机化灭,气立孤危",对此类疾病运用升阳举陷法常起沉疴。升阳举陷法可视为由金元四大家之一李东垣所创,以补中益气汤为代表方剂,其益气、升阳功效显著,为各科临床所常用。后世由清代医家张锡纯在李东垣"益气升阳"基础上,设"举陷"理论,并在此理论下创制了"升陷汤、回阳升陷汤、理郁升陷汤、醒脾升陷汤"四方。升陷汤与补中益气汤颇为相似,但细细比对,可发现升陷汤病位在胸中,用桔梗载诸药上达胸中,知母凉润黄芪之热。张锡纯临证运用黄芪有不少创新之处,其所用黄芪都特别写明生黄芪,取其"欲存其本性也";而补中益气汤所治病位在脾胃,参、术、当归补气养血,陈皮流通脾胃之气,使此方性味偏温。目前,在临床具体实践运用中,中医治疗重症多以"回阳救逆、益气复脉"为主要思路,李燕林教授临床诊治多例重症肌病,辨证为阳气下陷者,用升阳举陷治法,收获良效,不失为中医药辨治重症肌病的新思路。

(徐　娟、郭文燕)

第二章

医案精选

第一节　肾系疾病案

一、头晕案

吴某,女,71 岁。发病节气:小雪。

初诊日期: 2019 年 12 月 1 日。

主诉: 透析中反复出现血压降低 5 月余。

现病史: 患者 2018 年 10 月开始规律透析,1 周 3 次。2019 年 7 月开始出现透析过程中血压偏低,一般在 90～100/40～60mmHg,发作时伴少许乏力、头晕,未诉其他明显不适,长期予高钠低温模式、曲线脱水、米多君口服、参麦注射液注射的处理方法,效果欠佳,透析过程中仍反复出现低血压。舌淡红,苔白,脉细。

西医诊断: 低血压。

中医诊断: 头晕(气血亏虚)。

治法: 益气养血。

方药: 当归补血汤加减。

黄芪 30g,党参 15g,当归 5g。

7 剂,水煎服,透析前服。

二诊: 2019 年 12 月 8 日。

药后患者透析血压较前改善,头晕改善,续进前方。之后效不更方,调理 1 个月,患者透析血压基本维持在 120/65mmHg 左右,透析过程中头晕、乏力表现缓解。

按语: 本案属于"头晕"案。低血压,今时之名,因有头晕表现,故取"头晕"为病名。透析过程,津液外泄,津血同源,故血气有所耗伤,故低血压之"头晕",乃气血不足,脑髓失养所致。经脉之充盈,在于气血,今以黄芪升清而实卫,党参补脾而生气血,当归养血而通脉,黄芪、党参与当归相合,起益气生血之功,于气血不足之低血压导致头晕亦有良效。

(杨文钦)

二、水肿案

水肿案1

梁某,男,21岁。发病节气:春分。

初诊日期:2020年4月11日。

主诉:反复颜面以及双下肢水肿1年余,加重1月余。

现病史:患者1年前曾因全身水肿至当地医院就诊,曾行肾活检考虑为微小病变性肾病伴急性肾小管损伤。使用强的松、环孢素、他克莫司等药物后病情仍反复。平素饮食、摄水控制欠佳,嗜好酸辣咸香煎炸等食物,1个月前因进食大量烧烤后出现水肿加重,体重增加约15kg。现症:颜面部以及双下肢重度浮肿,按之凹陷不易恢复,四肢以及腹部呈"妊娠纹"样的皮肤改变,疲倦乏力,畏寒,腰膝酸软,口苦,恶心欲呕,腹胀,纳差,口渴,小便每日约700mL,大便烂,不成形,每日约2次,舌淡,苔白腻,脉沉弱。

西医诊断:肾病综合征。

中医诊断:水肿(肾阳衰微)。

治法:温肾助阳,化气利水。

方药:济生肾气丸加减。

地黄10g,山药15g,山茱萸10g,茯苓20g,泽泻10g,牡丹皮15g,附子5g(先煎),牛膝15g,肉桂10g,蝉蜕10g,姜僵蚕15g,车前子15g。

7剂,水煎服,日1剂,早晚分服。

二诊:2020年4月20日。

患者腹胀减轻,疲倦乏力好转,水肿减轻,体重减轻约4kg,小便每日量约 1000mL,夜宵食用酸辣汤后口腔新起溃疡,再次嘱清淡优质蛋白饮食,原方加蒲公英 15g,茯苓加至 30g,续服 7 剂。

三诊:2020 年 4 月 30 日。

患者腹胀明显好转,少许疲倦乏力,纳可,畏寒不明显,体重共减轻 10kg,每日尿量约 1000mL,继续按二诊方去蒲公英,续服 7 剂巩固疗效,嘱患者继续控制进水量,低盐低脂优质蛋白饮食。

按语:本案辨病属中医"水肿"范畴,朱丹溪云:"若遍身肿,不烦渴,大便溏,小便少,不赤涩,此属阴水。"病患遍身肿,按之凹陷不易恢复,不烦渴,大便溏,病史缠绵一年余,当属阴水,疲倦乏力,畏寒,腰膝酸软则为肾阳衰微之症,《临证指南医案》总结叶天士水肿治验为:"脾阳衰者,术、附必投;更有伤乎肾者,则又需加减八味、济生等丸矣。"故方以济生肾气丸加减。方中附子大辛大热,温肾助阳,化气行水,兼暖脾土,以温运制水,为君药;肉桂温运肾阳,引火归原,助君药峻补命门之火,为臣药;生地黄、山药、山茱萸补益肾阴,以取阴中求阳,则生化无穷之意,茯苓、泽泻、车前子利水渗湿,使水湿从小便而出,牛膝、蝉蜕、僵蚕补肝肾,逐瘀通经,利尿通淋,牡丹皮活血化瘀,共为佐药。共成温肾助阳、化气利水之功。后有兼热,加蒲公英佐之。诸药合用,有温肾助阳,化气利水之功,方证合一,故能取效。

(安海文)

水肿案 2

吕某,男,25 岁。发病节气:春分。

初诊日期:2020 年 4 月 5 日。

主诉:再发颜面以及双下肢水肿 1 周。

现病史:患者 1 年前曾因全身水肿至广西当地医院就诊,曾行肾活检考虑为微小病变型肾病,经治疗后好转。3 个月前,患者再次出现颜面以及双下肢水肿,西医予以环孢素免疫抑制剂＋强的松方案治疗,病情控制欠佳。遂至我院,现症:颜面部以及双下肢重度浮肿,按之凹陷,疲倦乏力,身体困重感,少许气促,恶心欲呕,腹胀,纳差,口不渴,小便每日约 800mL,大便烂,不成形,每日约 2 次,舌淡白边有明显齿痕,苔白厚腻,脉缓。

西医诊断：肾病综合征。

中医诊断：水肿（水湿浸淫）。

治法：运脾化湿，通阳利水。

方药：实脾饮加减。

制附子 5g（先煎），白术 15g，厚朴 10g，木瓜 10g，木香 5g，草果 5g，槟榔 5g，茯苓 30g，干姜 5g，炙甘草 5g，生姜 15g，大枣 10g，桂枝 15g，黄芪 45g。

7 剂，水煎服，日 1 剂，早晚分服。

二诊：2020 年 4 月 13 日。

药后患者腹胀减轻，疲倦乏力好转，气促、水肿减轻，体重减轻约 4kg，小便每日量约 1500mL，西药予以环磷酰胺针 0.2g，每周静滴一次，加强的松 30mg，每天 1 次。原方续服 7 剂。

三诊：2020 年 4 月 20 日。

患者腹胀明显好转，疲倦乏力明显好转，纳可，每日尿量约 1500mL，续服 5 剂巩固疗效，嘱患者控制进水量，低盐低脂优质蛋白饮食。

按语：本案辨病属中医"水肿"范畴，《素问·至真要大论》言："诸湿肿满，皆属于脾。"该病患者颜面部以及双下肢重度浮肿，按之凹陷，疲倦乏力，舌淡白边有明显齿痕，苔白厚腻，脉缓，据脉证当属阴水。患者无明显发热、大便干等情况，六经辨证当属三阴为病，而病入三阴，太阴首当其冲。太阴病可由三阳病治疗失当，损伤脾阳而致，或因脾阳素虚，寒邪直中太阴，以致寒湿内阻，脾之运化功能失职，气机升降紊乱造成。多表现为腹满、呕吐，食欲不振，腹泻腹痛，喜温喜按，口淡不渴，舌淡苔白，脉迟或缓等。据该病患者脉证，当属太阴病证，选实脾饮，此足太阴药也。脾湿，故以槟榔、茯苓利之；脾虚，故以白术、茯苓、黄芪、甘草补之；脾寒，故以生姜、干姜、附子、草果、大枣、桂枝温之；脾满，故以木香、厚朴导之；然土之不足，由于木之有余，木瓜酸温，能于土中泻木，兼能行水，与木香同为平肝之品，使木不克土而肝和，则土能制水而脾实矣。经曰："湿胜则地泥，泻水正所以实土也。"

（安海文）

水肿案 3

张某,女,61 岁。发病节气:立冬。

初诊日期: 2019 年 11 月 18 日。

主诉: 反复颜面及足背浮肿 2 年余。

现病史: 患者于 5 年前绝经后逐渐出现颜面足背浮肿,周身困重,伴头晕头痛。门诊以防己黄芪汤合苓桂术甘汤治疗近旬不效。

现症: 双下肢轻度浮肿,头晕头痛,以空痛为主,无天旋地转感,伴腹胀便溏、腰酸腿软、四肢怕冷、小便清量少,大便溏,日 2~3 次,舌质淡胖,尺脉弱无力。

西医诊断: 特发性水肿。

中医诊断: 水肿(肾虚水犯)。

治法: 补肾益阳利水。

方药: 金匮肾气丸加减。

肉桂 5g(后下),制附子 10g(先煎),山茱萸 10g,干姜 5g,女贞子 15g,怀山药 15g,白茯苓 20g,泽泻 10g,车前子 10g(包煎),炒杜仲 10g,天麻 15g。

7 剂,加水 800mL 煎至 200mL,温服,1 日 1 剂。

察患者颜面足背浮肿。观其脉证,思其为肾阳亏虚,湿浊迷蒙所致,故投金匮肾气丸加减。

二诊: 2019 年 11 月 25 日。

二诊患者诉服药 3 剂后大便转实,续服药 7 剂,困肿、头晕、头痛相继减除,但觉精神不振。故续投金匮肾气丸加减 7 剂,并嘱以血肉有情之品补之,晨晚送服金匮肾气丸善后。

肉桂 5g(后下),制附子 10g(先煎),山茱萸 10g,干姜 5g,女贞子 15g,怀山药 15g,白茯苓 20g,泽泻 10g,车前子 10g(包煎),炒杜仲 10g,天麻 15g,葛根 15g。

加水 800mL 煎至 200mL,温服,1 日 1 剂。

按语: 水肿病位主要在于脾肾。《备急千金要方》言:"肾气虚冷,谷气下流。"腰膝以下,肾气主之,肾气衰微,阳不化气,水湿下聚,故见腰以下肿甚,按之凹陷不起。腰为肾之府,肾虚而水气内盛,故腰痛酸重。肾与膀胱相表里,肾阳不足,膀胱气化不利,故尿量减少,或因下元不固而多尿。肾阳亏虚,命门火衰,不能温养,故畏寒肢冷神疲。舌质淡胖,尺脉弱无力,均为阳气衰微,水湿内盛之候。针对肾阳不足、寒水中生之证,李老师多采用金匮肾气丸为主方,主治肾阳不足之腰膝酸冷、小便不利或反多、水肿、尿浊等病症。金匮肾气丸为温补肾阳之剂,盖肾为水火之脏,缘阴阳互根之理,善补阳者,必以阴中求阳,则生化无穷,故用六味地黄丸滋阴补肾,附子、肉桂温补肾阳,两相配合则能补水肿之火,温肾中之阳气。临床常用处方中肉桂、制附子温肾助阳,鼓舞肾气。山茱萸补益肝肾精血,山药健脾气,固肾精。茯苓健脾益气,助脾转输水津。泽泻利湿泄浊。杜仲温肾助阳,肾阳蒸化,则水液能正常输化。干姜温中散寒,女贞子滋补肝肾,车前子加强利水之效,天麻祛风通络。全方共奏温补肾阳、利水消肿之功。

（庞　捷）

水肿案 4

陆某,男,51 岁。发病节气:谷雨。

初诊时间:2019 年 5 月 3 日。

主诉:反复双下肢浮肿 2 月余,加重 4 天。

现病史:2 个月前无明显诱因反复出现双下肢浮肿,晨起后浮肿消失,未予治疗。4 天前,水肿再发,双下肢浮肿加重,按之凹陷,伴有腹胀,遂来就诊。现症:面白肿胀,时有胸闷,腹部胀满难忍,双下肢浮肿,按之凹陷难复,四肢冰凉,全身乏力,恶风怕冷,咳嗽,食欲减退,睡眠可,尿量减少,大便调,舌淡胖,苔白,脉浮缓。

西医诊断:水肿待查。

中医诊断:水肿(脾肾阳虚)。

治法:利水消肿,温补脾肾。

方药:五皮饮合真武汤加减。

茯苓皮 15g,大腹皮 10g,陈皮 10g,桑白皮 15g,附子 10g(先煎),白术 10g,白芍 15g,生姜皮 10g,荆芥穗 15g,防风 15g,车前子 15g。

7 剂,每日 1 剂,温服。

服上方后,微汗出,浮肿减轻。

二诊：2019 年 5 月 10 日。

患者颜面部肿胀减退，双下肢浮肿较前减轻，四肢微温，仍有腹部胀满，全身乏力，恶风咳嗽消失，尿量增多，大便微溏，舌淡胖，苔白，脉沉无力。

茯苓皮 15g，大腹皮 10g，陈皮 10g，桑白皮 15g，附子 10g（先煎），白术 10g，白芍 15g，生姜皮 10g，黄芪 20g。

7 剂，每日 1 剂，温服。

服上方后，尿量增加，水肿腹胀减轻。

三诊：2019 年 5 月 17 日。

患者面色红润，双下肢水肿消退，腹部胀满明显减轻，四肢温暖，精神佳，舌淡，苔薄白，脉缓有力。

茯苓皮 15g，大腹皮 10g，陈皮 10g，桑白皮 15g，附子 10g（先煎），白术 10g，白芍 15g，生姜皮 10g，黄芪 20g。

7 剂，每日 1 剂，温服。

服上方后，腹胀消失，水肿再未发作。

按语：此案属于中医"水肿"范畴。此案患者浮肿反复发作，按之凹陷难复当为阴水，病位在脾肾。脾阳虚则运化失司，水气内停，脾胃为气机升降之枢纽，气滞水停则腹部胀满难忍，胸闷乏力，食欲减退；肾阳虚则温煦气化功能减退，出现四肢冰凉，怕冷，下肢浮肿。恶风咳嗽为外感风邪所致。故以五皮饮合真武汤加减治疗。五皮饮重在行气利水，以茯苓皮为君，甘淡渗利，行水消肿。臣以大腹皮下气行水，消胀除满；陈皮理气和胃，醒脾化湿。佐以桑白皮肃降肺气，以通调水道而利水消肿；生姜皮和脾降肺，行水消肿而除胀满。真武汤重在温阳化气，利水消肿。附子温肾助阳，鼓舞肾气；茯苓、白术健脾益气，利水渗湿；白芍酸甘缓急止痛，生姜助附子温阳化气，助苓、术健脾利湿。加入荆芥穗、防风以祛风解表，宣散水气，车前子利水消肿。二诊时水肿减轻，但腹胀明显，全身乏力，考虑为脾气虚较重，无力运化水气，因虚致实，虚实夹杂，故加入黄芪补气运脾。三诊时，水肿消退，腹胀减轻，四肢温暖，精神好转。

（黄　琳）

水肿案5

林某,男,63岁。发病节气:立秋。

初诊日期:2019年8月14日。

主诉:双下肢浮肿1月余。

现病史:患者1个月前无明显诱因下出现双下肢浮肿,曾至当地卫生所就诊,予以中药外敷、抗感染治疗(具体不详)后,症状缓解不明显,遂到我院门诊就诊。现症:患者神清,精神可,双下肢浮肿,恶寒,无发热,咳嗽,无尿频、尿急、尿痛,无肉眼血尿,无头晕头痛,无恶心呕吐,小便少,大便每日2~3次,舌红苔薄黄,脉浮。

西医诊断:水肿待查。

中医诊断:水肿(肺失宣降,通调失职)。

治法:疏风清热,宣肺行水。

方药:考虑为感受外邪,肺失宣降,通调失职所致,以疏风清热,宣肺行水为法,故投越婢加术汤加减7剂。

麻黄10g,石膏30g,白术15g,猪苓15g,带皮茯苓15g,泽泻10g,羌活10g,车前子30g,生姜5g,甘草5g,大枣10g。

上方加水至800mL,煎至200mL,温服,日1剂。

二诊:2019年8月21日。

7天后电话随诊,患者诉双下肢浮肿症状改善,续越婢加术汤加减7剂。

麻黄5g,石膏30g,白术15g,猪苓15g,带皮茯苓30g,泽泻10g,羌活10g,车前子30g,生姜5g,甘草5g,大枣10g。

上方加水至800mL,煎至200mL,温服,日1剂。

按语:患者反复双下肢浮肿1月余,中医诊断可归为"水肿(风水相搏)"范畴,患者感受外邪,外邪袭肺,肺失宣降,肺气闭塞,通调失职,故见眼睑及四肢浮肿;舌红苔薄黄,脉浮皆为风水相搏之象。故予越婢加术汤加减,以疏风清热,宣肺行水。《金匮要略方义》有云:本方乃越婢汤加白术而成。白术乃脾家正药,健脾化湿是其专长,与麻黄相伍,能外散内利,祛一身皮里之水。本方治证,乃脾气素虚,湿从内生复感外风,风水相搏,发为水肿之病。方以越婢汤发散其表,白术治其里,使风邪从皮毛而散,水湿从小便而利。猪苓、茯苓、泽泻、车前子利水消肿,羌活祛风除湿。诸药合用,表里双解,表和里通,诸症得除。

(庞　捷)

水肿案 6

陈某,女,50 岁。发病节气:寒露。

初诊日期: 2019 年 10 月 18 日。

主诉: 周身浮肿 3 年余。

现病史: 3 年前无明显诱因患者出现周身浮肿,时轻时重,近半年来加重。曾在我院内科多次查小便常规结果在正常范围,亦未发现明显的器质性病变。患者要求转中医门诊治疗。现症:周身浮肿,以双下肢为甚,按之如泥,腰酸腿软,形寒肢冷,溲少便溏,口干不欲饮,间有月经错后,已有 3 个月经水未至,舌胖质淡,苔薄白而润滑,脉沉滑。

西医诊断: 水肿待查。

中医诊断: 水肿(脾肾阳虚)。

治法: 温肾健脾。

方药: 真武汤合防己黄芪汤。

熟附子 10g,白术 15g,猪苓 20g,茯苓 20g,黄芪 20g,桂枝 10g,泽泻 15g,汉防己 10g,怀牛膝 10g,车前子 15g,益母草 20g。

7 剂,水煎服,日 1 剂,早晚分服。

考虑患者脾肾阳虚,水液失于运化通调摄纳,故水液泛溢周身,以温振脾肾、运化水湿为法,故投真武汤合防己黄芪汤。

二诊: 2019 年 10 月 25 日。

药后腰痛便溏大减,浮肿十去其六,唯月经仍未行,舌苔薄白,脉细滑。加当归 10g,川芎 10g,赤芍 10g 以活血调经,淫羊藿 20g 调补冲任。续服 7 剂。

熟附子 10g,白术 15g,猪苓 20g,茯苓 20g,黄芪 20g,桂枝 10g,泽泻 15g,汉防己 10g,怀牛膝 10g,车前子 15g,益母草 20g,当归 10g,川芎 10g,赤芍 10g,淫羊藿 20g。

水煎服,日 1 剂,早晚分服。

三诊:2019 年 11 月 2 日。

患者连进前方药 5 剂后,肿消经行,月经量可,色正,大便调畅。续服 7 剂巩固疗效,嘱患者放松心情,适当户外活动,保持心情愉悦。

熟附子 10g,白术 15g,猪苓 20g,茯苓 20g,黄芪 20g,桂枝10g,泽泻 15g,汉防己 10g,怀牛膝 10g,车前子 15g,益母草 20g,当归 10g,川芎 10g,赤芍 10g,淫羊藿 20g。

水煎服,日 1 剂,早晚分服。

按语:脾肾为人体水液运行主要之脏器。《黄帝内经》云:"诸湿肿满皆属于脾。"脾虚则水液不能运化,停滞不行而为肿。《诸病源候论》云:"水病者,由脾肾俱虚故也,肾虚不能宣通水气,脾虚又不能制水,故水气盈溢,渗液皮肤,流遍四肢,所以通身肿也。"喻嘉言说:"肾司开合,肾气从阳则开,阳太盛则关门大开,水直下而消,肾气从阴则阖,阴太盛则关门常阖,水道不通而肿。"肾气虚则开阖不利,膀胱气化失常,水湿停滞则发水肿。水为阴邪,得阳气则化,治法当温振脾肾之阳气为主,即所谓"益火之源,以消阴翳"的治法。方中附子、桂枝温补阳气;黄芪、白术补气健脾;茯苓、车前子、泽泻、猪苓、汉防己利水消肿;牛膝引药下行,活血调经;赤芍、当归、川芎、益母草活血通经;淫羊藿调补冲任,诸药合用,始为温阳利水,后与活血调经两法并施,则肿消经行,而获显效。

(庞 捷)

水肿案 7

林某,女,52 岁。发病节气:小雪。

初诊日期:2017 年 12 月 4 日。

主诉:反复泡沫尿伴下肢浮肿 5 年余,加重 1 周。

现病史:患者于 5 年前无明显诱因下出现反复泡沫尿,伴劳累后乏力、双下肢凹陷性浮肿,无发热气促,无咳嗽咳痰,于我院诊断为"肾病综合征,膜性肾病",出院后规律性于我院门诊治疗,经治疗后水肿逐渐消退,仍有少量泡沫尿,半年前自觉症状稳定,自行停药;1 周前,无明显诱因下再次出现上述症状加重。现症:下肢浮肿,指压呈凹陷性,纳食减少,睡眠差,大量泡沫尿,大便溏薄,日

2～3次,舌红,苔薄白,脉浮滑细。

西医诊断:肾病综合征,膜性肾病。

中医诊断:水肿(阳虚水泛)。

治法:温阳利水。

方药:真武汤合五皮饮加减。

茯苓40g,炙甘草10g,附子5g(先煎),白芍15g,白术15g,车前子20g,葶苈子20g,陈皮10g,桑白皮15g,大腹皮10g,生姜10g。

7剂,水煎服,每日1剂,早晚分服。

嘱患者调畅情志,注意休息,避免劳累,饮食清淡,忌食辛辣、生冷、油腻之品。

二诊:2017年12月11日。

药后诉水肿较前消退,仍有乏力。舌红,苔薄白,脉浮滑细。上方加生地黄20g,黄芪20g,续服7剂。

三诊:2017年12月18日。

药后水肿明显消退,大便溏烂改善,舌淡红,有裂纹,水滑,苔少。上方去生地黄,续服7剂以观其效。

按语:本案属中医"水肿"范畴。《金匮要略》云:"腰以下肿,当利小便,腰以上肿,当发汗乃愈。"水肿一病,基本病机为肺失通调,脾失转输,肾失开阖,三焦气化不利,辨病当首辨阴阳。阳水多由面目开始,自上而下,继及全身,肿处皮肤绷紧光亮,按之凹陷即起,可兼表证,多属热属实,宜汗法解之,如《金匮要略》云:"风气相击,身体洪肿,汗出乃愈。"阴水肿多由足踝开始,自下而上,继及全身,肿处皮肤松弛,按之凹陷不易恢复,甚者按之如泥,多属虚寒。结合本病患者,辨证属阳虚水犯,首选治水代表方之真武汤,以益火之源,温阳利水。《长沙方歌括》曰:"用附子之辛热,壮肾之元阳,则水有所主;白术之温燥,建立中土,则水有所制;生姜之辛散,佐附子以补阳,于补水中寓散水之意;茯苓之淡渗,佐白术以健土,于制水中寓利水之道焉。"《神农本草经》曰:"芍药……去水气,利小便……"《本经疏证》谓其"破阴凝""布阳和",开水结和营而通阳气,又防术、附、姜之温燥太过。同时,考虑本病患者浮肿较重,加用大腹皮、陈皮行气利水,车前子利水渗湿、葶苈子桑白皮泻肺,通调水道,炙甘草调和诸药。二诊时,患者耗气伤津,精神疲倦,全身乏力,又佐生地黄益水之源,从阴引阳;黄芪益中培土,行气利水,鼓舞中焦运化以助水邪排出。治疗过程中制附子从小量而起,是虑患者肾阳微弱,恐其温燥而拔动肾阳,以求少火生气之功。

(徐 娟)

水肿案 8

李某,女,54 岁。发病节气:小雪。

初诊日期: 2016 年 12 月 2 日。

主诉: 反复解泡沫尿伴双下肢水肿 2 年余。

现病史: 缘患者 2 年余前发现尿中带泡沫,双下肢浮肿,曾在我院住院治疗,查 24 小时尿蛋白定量为 3.56g,完善肾脏穿刺活检明确诊断为膜性肾病,予甲泼尼龙片 24mg(每日 1 次)+ 他克莫司(上午 1.5mg,下午 1mg)抑制免疫。后激素药物逐渐减量停用,目前维持他克莫司 0.5mg(1 日 2 次)治疗。现症:患者偶有尿中带泡沫,双下肢轻度浮肿,少许乏力,易疲倦,纳眠尚可,大便可,舌淡暗,苔薄白,脉细。尿常规(2016 年 12 月 2 日):尿蛋白(+)。

西医诊断: 膜性肾病。

中医诊断: 水肿(脾肾气虚)。

治法: 益气健脾,滋阴补肾。

方药: 济生肾气丸加减。

熟地黄 20g,茯苓 20g,山药 15g,山茱萸 15g,牡丹皮 15g,车前子 15g,牛膝 15g,太子参 15g,黄芪 15g,白术 15g。

7 剂,上方加水 800mL 煎至 200mL,温服,日 1 剂。

二诊: 2016 年 12 月 30 日。

现患者精神改善,尿中泡沫减少,双下肢无明显浮肿,无明显乏力,纳眠可,大便可。舌淡暗,苔薄白,脉细。2016 年 12 月 30 日查尿常规:尿蛋白(±)。

考虑患者精神较前改善,双下肢无明显浮肿,可去益气养阴之太子参和利尿消肿之车前子,少佐陈皮理气健脾以防滋腻,具体用药如下:

熟地黄 20g,茯苓 20g,山药 15g,山茱萸 15g,牡丹皮 15g,牛膝

15g,黄芪 15g,白术 15g,陈皮 10g。

7剂,上方加水 800mL 煎至 200mL,温服,日 1 剂。

按语:本案属中医"水肿"范畴。《黄帝内经》曰"诸湿肿满,皆属于脾",又曰"饮入于胃,游溢精气,上输于脾,脾气散精,上归于肺,通调水道,下输膀胱,水精四布,五经并行"。水液精微物质的正常传输与肺、脾、肾关系最为密切。其中,肾为先天之本,脾胃为后天之本,气血生化之源。因此,水肿的辨证治疗中,健脾、补肾为重要治则。济生肾气丸为其中的代表方剂之一。"善补阳者,必于阴中求阳,则阳得阴助,而生化无穷",故重用熟地黄滋阴补肾生精,配伍山茱萸、山药补肝养脾益精,阴生则阳长,同为臣药。方中补阳药少而滋阴药多,可见其立方之旨,并非峻补元阳,乃在于微微生火,鼓舞肾气,即取"少火生气"之义。本案以济生肾气丸加减治疗,诸药合用,助阳之弱以化水,滋阴之虚以生气,使肾阳振奋,气化复常,则诸症自除。患者有乏力,易疲倦,考虑病程迁延,久病必虚,扶正当用"术参芪"之类。

(简健麟)

水肿案9

刘某,女,50 岁。发病节气:白露。

初诊日期:2020 年 9 月 24 日。

主诉:反复双下肢水肿半月余。

现病史:近半月来出现双下肢水肿,久站或于午后明显,时有潮热,双手麻痹,双踝关节有发热感,易汗出,对生活和病情较为忧虑,无怕冷,无头晕头痛,无腰酸腿软,无咳嗽咳痰,无腹痛腹泻,胃纳一般,饱食后易胃脘胀闷,眠欠佳,难入睡,易醒,二便可,舌淡红,苔白微腻,脉弦细。月经已推迟 10 余天未至。

西医诊断:水肿待查。

中医诊断:水肿(脾肾气虚)。

治法:温脾补肾,疏肝理气。

方药:六味地黄丸加减。

生地黄 15g,山药 10g,牡丹皮 10g,泽泻 10g,茯苓 15g,黄芪15g,枸杞子 15g,木香 10g(后下),柴胡 15g,合欢花 20g,浮小麦

20g,黄连 3g。

上药加水 800mL 煎至 200mL,温服,日 1 剂,睡前 2 小时服,共 7 剂。

1 周后复诊,患者诉双下肢水肿无再发,无双手麻痹和双踝关节发热感,潮热较前减少,纳眠亦有所改善,再续服前方 7 剂巩固疗效。

按语:本案属中医"水肿"范畴。《素问·上古天真论》云:"女子五七,阳明脉衰,面始焦,发始堕;六七,三阳脉衰于上,面皆焦,发始白;七七,任脉虚,太冲脉衰少,天癸竭……"患者年过七七,月经推迟 10 余天未至,考虑先天之精衰竭,此乃肾虚;患者性格忧虑,情志不畅,肝失条达,暗耗肝阴;肝肾亏虚,水不制火,故见潮热易汗出、双踝关节有发热感、眠差;《丹溪心法·水肿》中提出"水肿因脾虚不能制水",肝木克脾土,发为下肢浮肿、饱食后易胃脘胀闷;总体来说,本病以虚为主,病位主要在肝、脾、肾。《景岳全书·肿胀》中提出:"水肿证以精血皆化为水,多属虚败,治宜温脾补肾,此正法也。"故以六味地黄丸为主方,去山茱萸,加黄芪,大补脾肾之气;枸杞子补肾养肝;柴胡、合欢花、木香疏肝解郁,使肝气条达,毋克脾土;浮小麦,味甘性凉,可入心经,能止汗,李时珍的《本草纲目》中提到浮小麦能"益气除热,止自汗盗汗、骨蒸虚热、妇人劳热",贴合该患者绝经前诸证如潮热、汗出、眠差等。黄连清心火。方证相应,故取效甚捷。

(简健麟)

水肿案 10

罗某,男,17 岁。发病节气:清明。

初诊日期:2020 年 4 月 10 日。

主诉:再发双下肢水肿 1 周。

现病史:患者既往有肾病综合征病史多年,曾住院行肾穿提示局灶节段性肾小球硬化症。既往反复双下肢水肿,服药后症状可缓解。1 周前再发双下肢水肿,症见精神疲倦,双下肢水肿,伴颜面浮肿,咽干、咽痛,五心烦热,饥不欲食,小便量较前减少,大便干燥,失眠多梦,舌红,苔少,脉细滑。辅助检查尿常规提示尿蛋白(+++)。

西医诊断:肾病综合征。

中医诊断:水肿(肾阴亏虚)。

治法:滋阴补肾,化瘀利水。

方药:六味地黄丸加减。

山茱萸10g,茯苓30g,牡丹皮15g,蝉蜕10g,牛膝15g,车前子20g(包煎),地黄15g,丹参20g,枸杞子15g,党参15g,山药10g。

5剂,水煎服,日1剂,早晚分服。

二诊:2020年5月18日。

患者精神较前好转,双下肢水肿有所消退,无咽干咽痛,小便量明显增多,大便稍干,胃纳一般,舌红,苔薄,脉细滑。尿常规检查提示尿蛋白(++)。用药效可,续守前方7剂。

三诊:2020年6月19日。

患者双下肢已无水肿,纳差已改善,舌淡红,苔薄白,脉涩。尿常规检查提示尿蛋白(+)。在二诊药方中改丹参为姜黄,具体用药如下:

山茱萸10g,茯苓20g,牡丹皮15g,蝉蜕10g,牛膝15g,车前子20g(包煎),地黄15g,姜黄20g,枸杞子15g,党参15g,山药10g。

7剂,水煎服,日1剂,早晚分服。

按语:本案属中医"水肿"范畴。患者以水肿为主要表现,伴咽干、咽痛、五心烦热、饥不欲食,小便量较前减少,大便干燥,失眠多梦,舌红,苔少,脉细滑。辨证属"肾阴亏虚"。《素问·逆调论》云"肾者,水脏,主津液"。《素问·水热穴论》又说"肾者,胃之关也,关门不利,故聚水而从其类也。上下溢于皮肤,故为胕肿,胕肿者,聚水而生病也"。水液经过胃的受纳、脾的传输、肺的疏布,通过三焦,清者运行于脏腑,浊者化为汗与尿排出体外,如果肾的气化失常,关门开合不利,就会引起水液代谢的障碍而发生水肿。本案患者年少得病,近日精神疲倦,咽干易烦,大便干结,失眠多梦,均是肾阴亏虚之症,治需以滋补肾阴为主。方用六味地黄丸加减。方中地黄滋补肾阴,凉血清热,山茱萸滋养肝肾固肾气,怀山药脾肾双补可助运化,牛膝补益肝肾,茯苓健脾利湿利小便,配牡丹皮利水消肿、凉泻肝火;车前子利尿清热,党参健脾益气,丹参活血化瘀,枸杞子补肾滋阴,蝉蜕疏风利咽。全方补泻结合,开合相济,以补为主,以泻为辅,共达滋阴补肾、化瘀利水之功。二诊症状较前改善,效不更方。三诊改丹参为姜黄,祛瘀生新,培根固本,以达扶正不恋邪、祛邪不伤正之疗效。

（林芬娜）

水肿案 11

黎某,男,62 岁。发病节气:惊蛰。

初诊时间:2020 年 3 月 5 日。

主诉:全身浮肿 4 个月。

现病史:4 个月前患者出现脸部浮肿两次,均未治疗而自然消退,2 个月前,眼睑、头部出现水肿,渐蔓延至全身而住院,查尿常规提示蛋白尿(+++),24 小时尿蛋白定量 6819mg,西医诊断为肾病综合征,经用激素、利尿药,予五苓散、五皮饮等治疗,水肿消退。但反复发作,两周前水肿再次发作,久不消退,兼有胸腔积液,今日遂来就诊。现症:面色白,全身浮肿,下肢尤甚,心悸气喘,怕冷,四肢冰凉,易惊醒,小便短少,舌淡胖,苔白,脉沉紧尺弱。

西医诊断:肾病综合征。

中医诊断:水肿(阳虚水泛)。

治法:温阳利水。

方药:真武汤加减。

白术 20g,白芍 15g,茯苓皮 30g,附子 15g(先煎),生姜 10g,麻黄 10g,北杏仁 10g,桑白皮 15g。

7 剂,每日 1 剂。温服。

服上方后,汗出尿多,水肿有所消退。

二诊:2020 年 3 月 19 日。

面色较前红润,全身仍有浮肿,头面浮肿较前缓解,下肢浮肿缓解欠佳,患者自觉心悸频率降低,呼吸变得顺畅,仍容易惊醒,四肢冰凉,小便清长,舌淡胖,苔白,脉沉缓,尺稍有力。

白术 20g,白芍 15g,茯苓皮 30g,附子 15g(先煎),生姜 10g,桂枝 15g,炙甘草 20g,煅磁石 30g(先煎),桑白皮 15g。

7 剂,每日 1 剂。温服。

服上方后,汗出尿多,自觉口渴,水肿消退更明显,不易惊醒,胸闷心悸气短大大减轻。

三诊：2020 年 4 月 2 日。

面色红润，颜面部浮肿消退，双下肢少许浮肿，复查胸片示胸腔积液消失。仍有少许心悸气短，惊醒，四肢微温，程度较轻。舌淡红，少苔，脉缓有力。

白术 20g，白芍 15g，茯苓皮 30g，牡蛎 35g（先煎），生姜 10g，桂枝 20g，炙甘草 20g，煅磁石 30g（先煎），大枣 20g。

7 剂，每日 1 剂。温服。

服上方后，全身水肿消退，易惊醒消失，呼吸顺畅，也不觉心悸。1 个月后随访未见水肿复发。

按语：本案属中医"水肿"范畴。水肿病的治则是：初期治肺宜发汗，中期治脾宜利尿，后期治肾宜复肾阳。此病属于水肿中、后期。《丹溪心法·水肿》中提出"水肿因脾虚不能制水"，肝木克脾土，发为下肢浮肿、饱食后易胃脘胀闷。总体来说，本病以虚为主，病位主要在肝、脾、肾。《伤寒论·辨少阴病脉证并治》曰："少阴病，二三日不已，至四五日，腹痛，小便不利，四肢沉重疼痛，自下利者，此为有水气。其人或咳，或小便利，或下利，或呕者，真武汤主之。"初诊，患者面色白，全身浮肿，下肢尤甚，心悸气喘，怕冷，四肢冰凉，易惊醒，小便短少，舌淡胖，苔白，脉沉紧尺弱。考虑脾肾阳虚引起的水肿，脾阳虚则湿难以运化，肾阳虚则水不化气而致水湿内停，肾中阳气虚衰，寒水内停，则小便不利；水湿泛溢于四肢，则困重，水气凌心，则心悸。本案以真武汤加减为主方，方中附子为君药，附子辛甘性热，用之温肾助阳，以化气利水，兼暖脾土，以温运水湿。臣以茯苓皮利水渗湿，使水邪从小便去；白术健脾燥湿，佐以生姜之温散，既助附子温阳散寒，又合苓、术宣散水湿，白芍行气利水。真武汤健脾壮命门之火，水得火化，阳气蒸腾，脾受裨益而能健运，脾肾功能恢复，其病自愈。再加桑白皮、麻黄利水消肿，杏仁止咳平喘。二诊面色较前红润，全身仍有浮肿，头面浮肿较前缓解，下肢浮肿缓解欠佳，患者自觉心悸频率降低，呼吸变得顺畅，仍容易惊醒，四肢冰凉，小便清长，舌淡胖，苔白，脉沉缓，尺稍有力。予去麻黄，改为桂枝化气利水，去杏仁，加磁石镇惊安神,炙甘草补中缓急。三诊面色红润,颜面部浮肿消退,双下肢少许浮肿,复查胸片示胸腔积液消失。仍有少许心悸气短,惊醒,四肢微温,程度较轻。舌淡红,少苔,脉缓有力。去桑白皮,加大枣温中补虚。观其所治,须知制水者脾,主水者肾,肾为胃关,倘肾中无阳,则脾之枢机虽运,而肾关不开,则水无所主。

(黄 琳)

水肿案 12

李某,男,75 岁。发病节气:白露。

初诊日期: 2017 年 9 月 15 日。

主诉: 反复双下肢浮肿 3 个月。

现病史: 患者 3 个月前无明显诱因出现双下肢浮肿,于外院对症治疗后疗效不明显(具体不详),今日至我院门诊就诊。查尿液分析示尿蛋白弱阳性,尿微白蛋白 80mg/L。现症:神志清,精神可,双下肢浮肿,伴右足趾麻木,腰膝酸软,纳可,眠差,夜尿 3 次/夜,大便稀,日行 2～3 次,舌淡红,边有齿印,苔薄白,脉细弱。

既往史: 高血压病 2 年余,长期服药,血压控制可。

西医诊断: ①水肿待查:慢性肾炎? ②高血压病 2 级,极高危。

中医诊断: 水肿(脾虚湿困,水湿内停)。

治法: 补肾健脾,利水消肿。

方药: 参苓白术散加减。

党参 20g,茯苓 20g,白术 10g,白扁豆 20g,陈皮 15g,怀山药 15g,莲子 30g,薏苡仁 20g,女贞子 15g,墨旱莲 15g,甘草 5g,鸡内金 20g,砂仁 5g(后下)。

7 剂,水煎服,日 1 剂,早晚分服。

二诊: 2017 年 9 月 22 日。

患者水肿较前减轻,夜尿次数减少,余症状大致同前,舌淡红,边有齿印,苔薄白,脉细弱。予党参减量至 10g,加泽泻 20g,木瓜 10g,土茯苓 10g 加强健脾祛湿,续服 7 剂。

三诊: 2017 年 9 月 29 日。

患者水肿明显减轻,现夜尿 1 次/夜,腰膝较前有力,右脚趾麻木感消失,大便较前成形,睡眠稍改善。按二诊方续服 14 剂巩固疗效,嘱患者定期复诊,控制水和盐的摄入,适当运动。

　　按语:此案属于中医"水肿"范畴。缘患者年老体衰,脾土不健,病邪入里,脾虚运化失职,水湿泛滥,精微不敛,脾主四肢,则见肢体浮肿;脾虚湿困,故见便溏;肾虚水犯,肾与膀胱相表里,故见颈腰酸痛、膝部酸软。舌质淡红,舌边常见齿印,苔薄白,脉细弱可见于脾虚湿困证。水肿乃肺、脾、肾三脏气化失司,而导致水液泛滥肌肤。中医治法以"补肾健脾,利水消肿"为原则。方拟参苓白术散加减,方中党参、白术、茯苓益气健脾渗湿为君。配伍山药、莲子肉助君药以健脾益气,兼能止泻;并用白扁豆、薏苡仁助白术、茯苓以健脾渗湿,均为臣药。用陈皮、砂仁、鸡内金醒脾和胃,行气化滞,女贞子、墨旱莲补肾,为佐药。炒甘草健脾和中,调和诸药,共为佐使。综观全方,补中气,渗湿浊,行气滞,使脾气健运,湿邪得去,则水肿自除。

(黄　琳)

三、石淋案

刘某,男,45 岁。发病节气:小寒。

初诊日期:2019 年 1 月 7 日。

主诉:反复右腰腹部疼痛 1 年余,加重 2 天。

现病史:患者缘于 1 年余前突发右侧腰腹部疼痛,呈阵发性绞痛,疼痛剧烈,伴小腹坠胀感,未向大腿内侧放射,绞痛发作时伴恶心及肉眼血尿,无尿频、尿急、尿痛,无尿线中断、排尿困难等,遂至外院就诊,行腹部 B 超示右肾结石。予止痛、抗炎、止痉、排石及对症处理后,此后仍有反复小腹疼痛及坠胀感,发作时伴恶心,间断出现无痛性肉眼血尿,颜色鲜红。2 天前上述症状再次发作,遂今日至我院就诊。现症:右侧腰腹部疼痛再发加重,伴下腹坠胀感、肉眼血尿及排尿困难、尿痛,无尿频、尿急,舌淡红,舌苔黄腻,脉沉。

　　西医诊断:右肾结石。

　　中医诊断:石淋(湿热蕴结)。

　　治法:清热祛湿通淋。

　　方药:石韦散加减。

通草 10g,车前子 30g,瞿麦 30g,海金沙 20g,鸡内金 20g,滑石 10g,石韦 30g,金钱草 20g,白芍 15g,黄柏 10g,生甘草 20g。

7 剂,水煎服,日 1 剂,早晚分服。

嘱患者多饮水,饮食清淡,忌食肥甘厚腻、香燥辛辣之品,注意休息,适当功能锻炼,可做跳绳等运动。

二诊:2019 年 1 月 16 日。

药后右腰腹部疼痛较前减轻,仍有下腹坠胀感、尿痛、尿中带血,无排尿困难,无尿频、尿急,舌质淡红,舌苔薄黄,原方加减如下:

通草 10g,车前子 30g,瞿麦 30g,海金沙 20g,鸡内金 20g,石韦 30g,金钱草 20g,生甘草 20g,白芍 15g,黄芪 30g,大蓟 15g,小蓟 15g。

7 剂,水煎服,日 1 剂,早晚分服。

三诊:2019 年 1 月 23 日。

药后右腰腹部疼痛基本缓解,下腹坠胀感较前明显较轻,仍有镜下血尿,无尿频、尿急、尿痛,上方加生地黄 20g,藕节 15g,续服 7 剂以巩固疗效。

按语: 本案属中医"石淋"范畴。淋证初起多属湿热蕴结膀胱,日久则由实转虚或虚实夹杂。《金匮要略·消渴小便不利淋病脉证并治》曰:"淋之为病,小便如粟状,小腹弦急,痛引脐中。"淋证的病因方面,《金匮要略·五脏风寒积聚脉证并治》认为是"热在下焦"。《丹溪心法·淋》亦认为"淋有五,皆属乎热"。《诸病源候论·淋病诸候》进一步提出"诸淋者,由肾虚而膀胱湿热故也"。《景岳全书》曰"淋之初病,则无不由乎热剧,无容辨矣……又有淋久不止,及痛涩皆去,面膏液不已,淋如白浊者,此惟中气下陷及命门不固之证也,故必以脉以证,而察其为寒为热为虚,庶乎治不致误"。从而奠定了"凡热者宜清,湿者宜利,下陷者宜升提,虚者宜补,阳气不固者宜温补命门"的论治原则。此案患者平素喜饮酒,嗜食肥甘厚腻,过食辛热肥甘之品损伤脾胃之气,脾失健运,湿热火毒内生,因伤于湿者下先受之,湿热流注下焦,煎熬尿液,结为砂石而成石淋。砂石不能随尿排出,则小便艰涩,尿时疼痛,结石损伤脉络,则见尿中带血,肾络不通则痛,故见腰腹疼痛。脾气不升,胃失和降,故恶心。舌淡红,舌苔黄腻,脉沉均为湿热蕴结之征象。方中石韦、金钱草、海金沙、鸡内金有较强的清热排石通淋作用,瞿麦、滑石、通草、车前子四味合用清热利水通淋,对湿热下注膀胱引起的小便短赤、淋沥涩痛之石淋效果尤佳,黄柏清热燥湿,白芍配甘草缓急止痛,且生甘草调和诸药。因后期血尿为主,加以益气及清热止血等药物以收功。

（徐　娟）

四、尿频案

杜某,男,27岁。发病节气:霜降。

初诊日期:2018年10月23日。

主诉:尿频1周。

现病史:患者1周前开始出现尿频尿急,无尿痛,双下肢少许水肿,口渴咽干,腹部胀满,胃纳不佳,舌淡,苔白,脉弦滑。

西医诊断:尿频待查。

中医诊断:尿频(邪与水结,气化不利)。

治法:行气利水。

方药:五苓散加减。

茯苓20g,白芍10g,白术15g,大腹皮10g,桂枝10g,泽泻15g,猪苓15g,甘草5g。

7剂,水煎服,日1剂,早晚分服。

二诊:2018年11月1日。

药后患者小便减少,腹胀改善,胃纳好转,少许口干,舌暗红,苔微黄,脉弦滑。上方去白术、大腹皮,加生地黄15g活血滋阴,瞿麦10g清热利尿,白扁豆10g祛湿健脾,续服5剂。

按语:本案属中医"尿频"范畴。患者以尿频为主要表现,水肿,口干,舌淡,苔白,脉弦滑,辨证属"邪与水结,气化不利"。《金匮要略·消渴小便不利淋病脉证并治》曰:"脉浮,小便不利,微热消渴者,宜利小便发汗,五苓散主之。"本案病例患者膀胱气化不利,水停于下,津不上承,以致口渴咽干;气机阻滞,故见腹部胀满及纳差;水湿停滞下肢,故见小便不利、下肢浮肿。方用五苓散加减。现代研究表明五苓散对小便有双向调节作用。方中桂枝通阳助膀胱气化,茯苓、猪苓甘淡,淡渗利尿,泽泻甘寒,渗湿泄热;白术甘温,补脾燥湿,助津四布。茯苓、白术合用健脾化湿,猪苓、泽泻利水渗湿为本方之先锋,桂枝温阳化气为本方之枢纽。再以大腹皮行气宽中、利水消肿。白芍和阴利水,甘草调和诸药,全方共奏行气利水之功。 二诊症状明显改善,少许口干,舌暗红,苔微黄,配以生地黄、瞿麦清热活血凉血,扁豆健脾,逐邪兼顾正气,标本兼治,终以药到病除。

（林芬娜）

五、尿血案

唐某,女,35 岁。发病节气:小满。

初诊日期:2019 年 5 月 23 日。

主诉:尿血 5 天。

现病史:患者 5 天前开始出现血尿,伴乏力、腰痛,尿频,无尿痛,口干,心烦,无双下肢水肿,舌淡红,苔薄黄,脉沉细。 尿液分析提示尿潜血(+++)。

西医诊断:血尿待查。

中医诊断:血尿(肾阴不足,湿热蕴结)。

治法:滋阴益肾,清热解毒。

方药:六味地黄丸加减。

熟地黄 15g,山药 20g,山茱萸 15g,牡丹皮 15g,茯苓 20g,泽泻 15g,冬瓜皮 10g,仙鹤草 10g,白茅根 15g,甘草 5g,车前草 15g。

3 剂,水煎服,日 1 剂,早晚分服。

二诊:2019 年 5 月 28 日。

药后患者尿色转黄,精神好转,腰酸腰痛减轻,有午后微烦,舌淡红,苔薄黄,脉沉细。尿液分析提示尿潜血(+)。 治疗效可,在原方基础上加竹叶 10g,续服 5 剂。

按语:本案属中医"尿血"范畴。患者以尿血为主要表现,伴乏力、腰痛,尿频,无尿痛,口干,心烦,舌淡红,苔薄黄,脉沉细,辨证属"肾阴不足,湿热蕴结"。肾阴不足,则湿热之邪更易郁结,湿热内蕴则迫血妄行,或损伤肾及膀胱之血络,导致尿血。肾阴不足无以滋养腰府故见腰痛;湿热下注,可见尿频;肾主元阴,心为君火,肾水不足,不能上济于心,导致心烦口干。故治疗应以滋阴益肾、清热解毒为法。同时清热解毒之品不可过于伤阳,因湿热之邪容易伤阳气。故方以六味地黄丸滋阴清热,车前草、冬瓜皮、白茅根清热利尿凉血。仙鹤草止血健胃,甘草调和诸药。全方共奏滋阴益肾、清热解毒凉血之功。二诊时尿色已明显转黄,精神好转,有诉午后微烦,考虑日久伤津,耗伤心神,故见微烦,遂于上方加竹叶清热除烦、生津利尿。诸药合用,水火共济,调理阴阳,症状渐消。

（林芬娜）

六、淋证案

淋证案 1

李某,女,35 岁。发病节气:夏至。

初诊时间:2019 年 7 月 8 日。

主诉:尿频、尿急、尿痛 5 天。

现病史:患者 5 天前无明显诱因突然出现小便频急,涩痛而红,解肉眼血尿,无发热恶寒,无腰痛。自行服用妇科千金片治疗,症状有所好转。今晨见解淡红色尿液,伴腰酸、少腹胀、口渴,欲饮冷饮,心烦,少寐,有口疮,口臭,舌质红,苔少,脉细数。尿常规检查:白细胞(+++),红细胞(+++)。

西医诊断:泌尿系感染。

中医诊断:淋证(心经火热,火热下注)。

治法:清心养阴,利尿通淋。

方药:导赤散加减。

生地黄 15g,竹叶 10g,黄芩 15g,小蓟 30g,通草 5g,甘草 5g,乌药 10g。

3 剂,以水 800mL 煎至 200mL,餐后温服,每日 2 剂,共 6 剂。

嘱患者多喝水,清淡饮食,3 天后复诊。

二诊：2019 年 7 月 11 日。

患者症状较前减轻，尿涩痛好转，无肉眼血尿，纳差、心烦少寐、腰酸较前好转，大便正常，舌红苔少，脉细数。复查尿常规提示白细胞（＋），红细胞（＋）。

生地黄 15g，竹叶 10g，甘草 5g，黄芩 15g，小蓟 30g，乌药 10g，酸枣仁 10g，知母 20g，当归 10g，沙参 10g，桔梗 10g。

上方以水 800mL 煎至 200mL，餐后温服，每日 2 剂，共 6 剂。

三诊：2019 年 7 月 18 日。

患者无尿涩痛，无肉眼血尿，心烦少寐改善，无腰酸腰痛，大便正常，舌红苔少，脉细数。复查尿常规提示白细胞（－），红细胞（－）。

生地黄 15g，竹叶 10g，甘草 5g，黄芩 15g，小蓟 30g，乌药 10g，酸枣仁 10g，知母 20g，沙参 10g。

上方以水 800mL 煎至 200mL，餐后温服，每日 1 剂，共 3 剂，巩固治疗。

按语：此案属于中医"淋证"范畴。此案患者心火循经上炎，故见心胸烦热；膀胱气化不利，血得热而下注，火热之邪灼伤津液，故见口渴，欲饮冷饮；心热下移小肠，故见小便刺痛；舌红、脉数，均为内热之象。上有心火，下有热淋，恰为导赤散主症，导赤散中木通改通草，加小蓟凉血止血，黄芩清三焦之火。乌药反佐诸药，以助温化肾气之功。

（黄　琳）

淋证案 2

刘某，男，21 岁。发病节气：春分。

初诊日期：2017 年 3 月 24 日。

主诉：尿血、尿痛、水肿 3 天。

现病史：患者 3 天前无明显诱因出现肉眼血尿，有尿痛感，伴双下肢轻度水肿，纳眠尚可，大便偏干。面色潮红，眼睑微肿，舌红绛，苔薄黄，脉细数。尿常规检查：尿蛋白（＋＋）。红细胞：680/μL。

西医诊断：急性肾小球肾炎。

中医诊断：淋证（水热互结，内热伤阴）。

治法:养阴清热,化瘀利水。

方药:猪苓汤加减。

猪苓10g,茯苓15g,泽泻10g,阿胶10g(烊化),白茅根25g,赤小豆15g,滑石15g,冬葵子15g,甘草10g。

取水800mL煎至200mL,温服,每日1剂,共7剂。

二诊:2017年4月3日。

药后尿痛已止,口渴减轻,但双下肢水肿未减。

考虑患者病情虽有好转,唯火热尚炽,阴虚未复,故加重养阴清热之品,予白茅根加至30g,冬葵子加至20g,赤小豆加至35g,再加益母草30g,每日1剂,共7剂。

三诊:2017年4月17日。

药后尿量大增,水肿基本消退,尿常规检查示蛋白(-)、红细胞(-),续服前方3剂巩固疗效。

按语:本案属中医"淋证"范畴。隋代医家巢元方在《诸病源候论·淋病诸候》中对本病的病位及发病机理做了明确的概括:"诸淋者,由肾虚而膀胱热故也。"对中医淋证的分型,历代医家对其看法略有不一,但常用的是"五淋"之说,分为"石淋、气淋、膏淋、劳淋、热淋"。本例患者为下焦有热,内热伤阴,水湿不化,结于膀胱,灼伤脉络,迫血妄行,血随尿出,故见尿血、尿痛。《伤寒论》云:"渴欲饮水小便不利者,猪苓汤主之。"故以猪苓汤为主方。方中以猪苓、茯苓渗湿利水为君;滑石、泽泻通利小便,泄热于下为臣,君臣相配,既能分消水气,又可疏泄热邪,使水热不致互结;更以阿胶滋阴为佐,滋养内亏之阴液。诸药合用,利水而不伤阴,滋阴而不恋邪,使水气去,邪热清,阴液复而诸症自除。再加白茅根、赤小豆草凉血化瘀。冬葵子,味甘,性寒,归大肠、小肠、膀胱经,具有利水通淋、滑肠通便、下乳等功效,常用于淋病、水肿、大便不通、乳汁不行等病证。甘草调和诸药进药3剂而邪热清、痛淋止,14剂而湿浊去、水肿消,续服3剂而阴液复,诸症均解。

(简健麟)

淋证案3

区某,女,48岁。发病节气:立冬。

初诊日期：2016 年 11 月 24 日。

主诉：腰痛 2 周，尿频 1 周。

现病史：缘患者 2 周前无明显诱因出现腰痛，以左侧明显，呈阵发性。1 周前开始出现尿频，伴尿灼热感，少许尿痛，纳一般，眠尚可，大便可，舌红，苔薄黄，脉滑。体检：输尿管行程无明显压痛。

西医诊断：泌尿系感染。

中医诊断：淋证（热淋）。

治法：清热利湿。

方药：八正散合小柴胡汤加减。

金钱草 20g，鸡内金 10g，牛膝 15g，灯心草 5g，车前子 15g，滑石 15g，白芍 20g，柴胡 10g，黄芩 10g。

上药加水 800mL，煮取 250mL，温服，两日 1 剂，共 7 剂。

二诊：2016 年 11 月 28 日。

患者诉仍有尿频，劳累后加重，无灼热感，无尿痛，少许怕冷，少许腰酸痛，左侧为主，纳改善，眠尚可，大便可。舌淡红，苔薄白，脉沉。尿常规检查未见明显异常。泌尿系彩超示左肾轻度积水，双侧输尿管未见明显扩张、积液。

考虑患者热象已不明显，病程迁延，开始出现怕冷，劳累后加重等肾阳不足之征，改以温阳除湿利浊为法，方拟"草薢分清饮"加减。

广草薢 15g，石菖蒲 15g，炙甘草 10g，乌药 15g，益智仁 15g，杜仲 20g，续断 15g，车前草 15g。

上药加水 800mL，煮取 250mL，温服，两日 1 剂，共 7 剂。

按语：本案属中医"淋证"范畴。《金匮要略》曰："淋之为病，小便如粟状，少腹弦急，痛引脐中。"尿时热痛，小便频急症状明显，为热淋；根据病程的长短，要辨清虚实。初起或在急性发作阶段，尿路疼痛较甚者，多为实证；淋久不愈，尿路疼痛轻微，见有肾气不足、脾气虚弱之征，遇劳即发者，多属虚证。患者初诊时，以实证为主，治宜清热利湿，方中金钱草清热利湿，为君药；鸡内金、滑石化湿利浊，共为臣药；灯心草、车前子清热利尿，牛膝引热下行，柴胡、黄芩疏泄肝胆气机、白芍敛阴止痛,共为佐药。后患者热象减轻,虚象凸显,适时改以温阳除湿利浊之法,拟萆薢分清饮加减。方中萆薢善于利湿化浊,为君药。臣以菖蒲化浊除湿,并祛膀胱虚寒,以助萆薢分清化浊之力,《本草求真》谓石菖蒲能使"肠胃既温,则膀胱之虚寒小便不禁自止"。佐以益智仁温肾阳,缩小便,止遗浊尿频;乌药温肾寒,暖膀胱,治小便频数;车前草清热除湿;杜仲、续断补肝肾以扶正;炙甘草益气补中,调和诸药,为佐使药。

(简健麟)

七、腰痛案

周某,女,56 岁。发病节气:立冬。

初诊日期:2019 年 11 月 11 日。

主诉:肾结石病史 10 年,腰痛半月余。

现病史:患者既往有肾结石 10 年。现腰痛,活动受限,转侧不利,疼痛难忍,反复加剧,腰部冷痛重着,静卧时疼痛不减轻,以右侧为甚,受风后疼痛加重,不耐劳作,手足不温,面色淡白,每过半月左右发作加剧,间断性发作加重,患者由于工作原因,未接受系统治疗,自行服用止痛药(具体不详),服药后腰痛减轻,持续时间不长,约半天,疼痛加重,疼痛难忍,怕冷,不欲饮水,眼睑及面部稍浮肿,双下肢无浮肿,舌淡胖苔白腻,脉沉弱无力。B 超提示重度右肾积水。

西医诊断:重度肾盂积水。

中医诊断:腰痛(阳虚水泛)。

治法:温阳利水。

方药:真武汤合五苓散加减。

附子 10g(先煎),苍术 10g,白术 10g,茯苓 30g,泽兰 20g,泽泻 10g,三七 10g,猪苓 10g,桂枝 5g,肉桂 10g,干姜 10g。

7 剂,水煎服,日 1 剂,早晚分服。

二诊:2019 年 11 月 19 日。

患者服上方后复诊,患者现腰痛较前好转,活动仍受限,转侧不利,疼痛可忍,仍反复加剧,腰部冷痛重着感较前好转,静卧时疼痛仍不减轻,不可久劳作,手足温,面色淡白,患者由于工作原因,回家后未按时服用药物,效果一般,舌淡胖苔白腻,脉沉弱无力。

附子 15g(先煎),苍术 10g,白术 10g,茯苓 30g,泽兰 20g,泽泻 10g,三七 10g,莪术 10g,猪苓 10g,桂枝 10g,肉桂 10g,干姜 10g,车前子 15g,鸡内金 10g。

7 剂,水煎服,日 1 剂,早晚分服。

嘱患者按时服药,避风寒,调情志。

三诊: 2019 年 11 月 19 日。

患者服上方后现复诊,患者现少许腰痛,疼痛时间较短,无活动受限、转侧不利,腰部冷痛重着感较前好转,可正常起居,手足温,面色红润,患者回家后按时服用药物,避风寒,效果较好,纳眠可,二便正常,舌淡苔白,脉沉细。

附子 5g(先煎),苍术 10g,白术 10g,茯苓 30g,泽兰 20g,泽泻 10g,猪苓 10g,桂枝 10g,肉桂 10g,干姜 10g,车前子 15g。

7 剂,水煎服,日 1 剂,早晚分服。

按语: 此案属于中医"腰痛"范畴。古无"肾积水"之病名,据其症状可归于"腰痛"范畴。正如《金匮要略》所说:"病痰饮者,当以温药和之。"故采用温阳利水之法,方药选用真武汤温肾利水,合用五苓散通阳化气,加用活血化瘀理气之品。真武汤、五苓散均出自《伤寒论》。真武汤重在温阳化气,利水消肿。方中附子温肾助阳,鼓舞肾气;茯苓、白术健脾益气,利水渗湿;白芍酸甘缓急止痛,生姜助附子温阳化气,助苓、术健脾利湿。五苓散能利水渗湿,方中重用泽泻甘淡而寒,直达膀胱,淡渗水湿,为君药。臣以茯苓、猪苓增强淡渗利水之功。佐以白术燥湿健脾;又使以茯苓实脾利水;桂枝外解太阳之表,内助膀胱气化,助茯苓化气利水。本案在真武汤去白芍、生姜合五苓散原方基础上,加泽兰、三七、肉桂、干姜,患者疾病日久,病邪入络,血不利则为水,遂以泽兰、三七活血化瘀,利水消肿,以逐邪外出,苍术燥湿利水;肉桂温润不燥,其性守而不走;干姜辛热温燥,能走能守,二者与附子相配,增强补肾助阳之功,疗效显著。

(黄　琳)

八、血淋案

血淋案 1

张某,男,46 岁。发病节气:大雪。

初诊日期:2019 年 12 月 14 日。

主诉:反复血尿 5 年余,复发半月余。

现病史:5 年前体检发现尿潜血(+++),因自觉尿频尿涩痛,自行服用白花蛇舌草等清热解毒的药物,症状反复,长期复查尿常规都提示潜血(+++),但患者未行进一步检查。近半个月,患者出现小便干涩痛感,尿色深红,偶有血块,口干,腰膝酸软,偶有酸痛,头晕耳鸣,形体消瘦,潮热盗汗,大便较干,睡眠欠佳,饮食胃口可,舌红,苔少,脉沉数。

西医诊断:尿血。

中医诊断:血淋(肾阴虚)。

治法:滋补肾阴,宁血止血。

方药:二至丸加减。

炙甘草 10g,茯苓 30g,昆明山海棠 15g(先煎),黄芪 10g,丹参 20g,墨旱莲 10g,女贞子 10g,僵蚕 10g,山茱萸 15g,狗脊 10g,仙鹤草 15g。

7 剂,水煎服,日 1 剂,早晚分服。

二诊:2019 年 12 月 26 日。

服上方后,患者尿频减少,小便热涩刺痛减轻,尿色淡红,无肉眼可见血块,疼痛好转,无口渴心烦,仍偶有腰膝酸软、头晕耳鸣,形体消瘦,潮热盗汗,大便正常,饮食胃口可,舌红,苔薄白,脉细数。

茯苓 30g,昆明山海棠 15g(先煎),黄芪 10g,丹参 20g,墨旱莲 10g,女贞子 10g,僵蚕 10g,山茱萸 15g,狗脊 10g,仙鹤草 15g,蒲黄 10g,通草 10g,滑石 10g,熟地黄 15g,牛膝 15g。

7 剂,水煎服,日 1 剂,早晚分服。

三诊:2020 年 1 月 3 日。

患者服上方后,小便无热涩刺痛,尿色正常,无肉眼可见血块,无疼痛,无口渴心烦,稍腰膝酸软,无头晕耳鸣、潮热盗汗,大便正常。饮食胃口可,舌红,苔薄白,脉沉细。复查尿常规示隐血弱阳性。

茯苓 30g,昆明山海棠 15g(先煎),黄芪 10g,丹参 20g,墨旱莲 10g,女贞子 10g,僵蚕 10g,山茱萸 15g,狗脊 10g,仙鹤草 15g,牛膝 10g,杜仲 10g。

7 剂,水煎服,日 1 剂,早晚分服。

按语:此案属于中医"血淋"范畴。《诸病源候论·淋病诸候》曰:血淋者,是热淋之甚者,则尿血,谓之血淋。血淋系"六淋"之一,属淋证范畴。血淋病位主要在膀胱和肾,且与肝脾亦有关。其主要发病机理为湿热蕴结下焦,导致膀胱气化不利。病久则可由实转虚,而见虚实夹杂证。《医宗必读·淋证》将血淋分为血热、血冷、血虚、血瘀诸种。主症为小便涩痛有血。血热者,尿出灼热刺痛,血色鲜红,脉有力,治宜凉血清热。血冷者,尿出血色晦暗,面色枯白,脉沉迟,治宜温暖下元。血虚者,尿出时涩痛不甚,尿色淡红,脉虚数,治宜滋阴补血,加侧柏叶、车前子、白芍。血虚有热,宜滋阴清热。血瘀者,尿时阴中痛如刀割,血色紫暗有块,小腹硬满,脉沉弦或数,治宜活血通淋,选用通草、红花、牛膝、牡丹皮。本病患者久淋不愈,耗伤正气导致脾肾两虚,肾阴不足,虚火灼络,血不循经,故尿中带血而至血淋。方中黄芪、炙甘草、茯苓补益脾气,脾胃为气血生化之源,脾气健运,则气血生成源源不断;所谓瘀血不去新血不生,昆明山海棠祛瘀止血,丹参补气活血通络,僵蚕活络通经;墨旱莲、女贞子滋补肝肾,凉血止血;山茱萸、狗脊补益肝肾,强腰膝,仙鹤草补虚收敛止血。诸药合用,共奏滋补肾阴、宁血止血之功。

(黄　琳)

血淋案 2

张某,男,34 岁。发病节气:小寒。

初诊日期:2020 年 1 月 15 日。

主诉:再发血尿 1 周。

现病史:患者 1 周前曾有"感冒"史,后出现肉眼血尿,呈洗肉水样,少许尿频尿痛,无恶寒发热,无双下肢水肿,纳眠尚可,大便偏干,舌红,苔黄腻,脉数。尿常规检查示尿蛋白(++),尿潜血(++)。

西医诊断:急性肾小球肾炎。

中医诊断:血淋(热结下焦)。

治法:清热泻火,凉血止血。

方药:小蓟饮子加减。

小蓟 15g,生地黄 10g,滑石 15g,蒲黄 10g(包煎),藕节 10g,淡竹叶 10g,当归 10g,栀子 5g,甘草 5g。

取水 800mL 煎至 200mL,温服,每日 1 剂,共 5 剂。

二诊:2020 年 1 月 20 日。

患者药后尿色转清,无尿频尿痛不适,复查尿常规:尿蛋白阴性,尿潜血(++)。

考虑患者病情明显好转,续服前方 5 剂巩固疗效。

按语:本案属中医"血淋"范畴。该患者血尿伴有尿痛,正如《丹溪心法·淋》曰:"痛者为血淋,不痛者为尿血。"该患者青年发病,病程较短,大便干,舌红,苔黄腻,脉数,当属实火,治宜清热泻火,凉血止血,拟小蓟饮子加减。吴崑在《医方考》中论述:"下焦结热血淋者,此方主之。下焦之病,责于湿热。经曰:病在下者,引而竭之。故用生地黄、栀子凉而导之,以竭其热;用滑石、竹叶淡而渗之,以竭其湿;用小蓟、藕节、蒲黄消而逐之,以去其瘀血;当归养血于阴,甘草调气于阳。古人治下焦瘀热之病,必用渗药开其溺窍者,围师必缺之义也。"

(简健麟)

九、尿浊案

尿浊案 1

李某,女,24 岁。发病节气:立冬。

初诊日期:2019 年 10 月 18 日。

主诉:发现蛋白尿 3 个月。

现病史:3 个月前因泡沫尿于外院查尿常规示尿蛋白 63.3mg/L。就诊时见右耳鸣,平素怕冷,四肢不温,纳可,夜尿 3～4 次,小便有泡沫,大便调,舌淡,苔白微腻,脉细。

西医诊断: 蛋白尿。

中医诊断: 尿浊(肾虚不固)。

治法: 温补肾阳,固摄下元。

方药: 金匮肾气丸加减。

熟地黄10g,山药15g,山茱萸15g,茯苓15g,牡丹皮10g,泽泻5g,附子10g(先煎),肉桂5g,石菖蒲10g。

水煎服,日1剂,早晚分服,7剂。

考虑患者年轻先天不足,肾腑虚亏、肾阳不足,失于温煦腑窍所致,以温补肾阳,固摄下元为法,故投金匮肾气丸加减。

二诊: 2019年10月25日。

患者诉四肢怕冷、不温改善,夜尿次数2～3次,小便混浊症状改善,续以温补肾阳、固摄下元为法,继投金匮肾气丸加减7剂。

熟地黄10g,山药15g,山茱萸15g,茯苓15g,牡丹皮10g,泽泻10g,附子10g(先煎),肉桂5g,石菖蒲10g,鹿角胶5g。

水煎服,日1剂,早晚分服。

按语: 此案患者归之尿浊,虑其肾阳不足,失于温煦腑窍所致。肾主藏精,为先天之本,先天之精的滋养又不断地来源于后天脾胃之水谷精微。肾气虚则收藏固涩失职,精微物质外泄而从小便排出,故见尿浊。《灵枢·脉度》曰:肾气通于耳。肾和则耳能闻五音矣。肾阳不足,故见耳鸣;肾阳不足,不能温养四肢,故见平素怕冷,四肢不温。肾阳不足,失于固摄,夜间阳气虚微,故见夜尿次数多。故治予《金匮要略》八味肾气丸以温补肾阳,固摄下元。所谓"善补阳者,阴中求阳",方中熟地黄、山茱萸、山药补三阴经,泽泻、牡丹皮、茯苓补三阳经。肉桂温中补肾,附子温肾固本。加用石菖蒲化痰开窍。方中用药都是互相配对的,都是一补一泻,一温一凉,一走一守。山萸补,泽泻泻;熟地黄温则牡丹皮凉;山药健脾,茯苓利湿;附子走而不守,肉桂守而不走……都互相制约,这就是中医阴阳学说的具体体现。本方也说明了中医阴阳互根、阴阳相助的道理。

(庞　捷)

尿浊案2

林某,女,58岁。发病节气:立秋。

初诊日期:2019年11月2日。

主诉:尿液混浊2天。

现病史:患者2天前无明显诱因下出现尿液混浊,伴尿频尿急,无尿痛,乏力,口中有黏腻感,出汗少,夜间小腹作胀,大便溏,苔根厚腻,尖质红,脉弦数。

西医诊断:乳糜尿。

中医诊断:尿浊(湿热内蕴)。

治法:清热祛湿。

方药:四妙散加减。

萹蓄15g,石菖蒲15g,蒲公英15g,苍术15g,薏苡仁30g,车前子30g,白茅根30g,小蓟15g,山药30g,黄柏5g,山茱萸10g,牡丹皮10g,石斛10g,炒谷芽10g,白术15g。

7剂,水煎服,日1剂,早晚分服。

观其脉证,思其为湿热内蕴,故予四妙散加减。

二诊:2019年11月9日。

药后小便仍混浊如泔,有时呈块状,小便时疼痛,苔黄厚腻,脉弦滑,仍以清热利湿为主,辅以活血收敛固涩,予四妙散加减。

苍术10g,黄柏10g,王不留行10g,路路通10g,丹参10g,薏苡仁30g,车前子30g,白茅根30g,石斛20g,蒲公英15g,陈皮10g,黄芪20g,草薢20g,白术10g。

7剂,水煎服,日1剂,早晚分服。

三诊:2019年11月16日。

患者诉上述症状较前改善,续用前方巩固。

苍术10g,黄柏10g,王不留行10g,路路通10g,丹参10g,薏苡仁30g,车前子30g,白茅根30g,石斛20g,蒲公英15g,陈皮10g,生黄芪20g,草薢20g,白术10g。

水煎服,日1剂,早晚分服。

按语:乳糜尿属中医尿浊范畴,多因过食肥甘,中焦酿湿生热,下渗膀胱,蕴结下焦,清浊不分而成。湿热灼络,络损血溢,则尿浊夹血,治以清热化湿为主,湿热渐退后再辅以健脾补肾固涩,本案以清热化湿为先,健脾固涩为后,清利、化浊、散瘀、健脾合奏而获全效。

(庞　捷)

十、慢性肾衰案

梁某,男,72岁。发病节气:立秋。

初诊日期: 2020年9月1日。

主诉: 乏力、纳差伴双下肢水肿1周余。

现病史: 患者半月余前因"排尿困难"于我院泌尿外科住院。诊断:①慢性肾脏病CKD5期;②尿潴留;③泌尿系感染。行膀胱穿刺造瘘留置尿管、抗感染治疗后病情好转。1周前患者无明显诱因出现乏力,纳差,双下肢水肿,面色欠红润,双侧下肢轻度水肿,无气促,无胸闷,无发热,无怕冷,无腹痛腹泻,眠一般,大便1~2日一行,舌淡红,苔薄白,脉沉细。生化检查示尿素氮24.8mmol/L,肌酐533μmol/L。

西医诊断: 慢性肾脏病CKD5期。

中医诊断: 慢性肾衰(脾肾气虚)。

治法: 益气健脾,滋肾利水。

方药: 四君子汤加减。

党参10g,茯苓15g,白术10g,生地黄10g,黄芪10g,车前子15g,荔枝核10g,玉米须15g,川芎10g。

以水800mL,煮取150mL,温服,共14剂。

二诊: 2020年9月29日。

患者精神较前改善,乏力减轻,双下肢水肿基本消退,胃纳明显好转,眠尚可,大便可,日行1~2次,舌淡红,苔薄白,脉细。复查生化检查示尿素氮26.5mmol/L,肌酐464μmol/L。考虑患者水肿基本消退,前方去玉米须减少利水之力,以防伤阴太过,再服14剂。

三诊: 2020年10月27日。

患者精神佳,无明显乏力,无双下肢水肿,纳眠尚可,大便可,舌淡红,苔薄白,脉细,复查生化检示尿素氮29.8mmol/L,肌酐434μmol/L,续服前方。

按语:中医并无慢性肾衰竭的古籍记载,一般根据慢性肾衰竭的临床表现,归属于"癃闭""关格""腰痛""虚劳"等范畴,慢性肾衰是今时中西医结合产生的病名,是由各种慢性肾脏疾病引起的进行性、严重的代谢紊乱及肌酐及尿素氮等代谢废物进行性升高所导致的一组症候群。其病因病机复杂,主要涉及肾脾心肺肝、胃膀胱大肠小肠等脏腑。病理因素方面,主要以瘀血、痰湿、水气、浊毒等为主。目前中医对于慢性肾衰的治疗多以脏腑辨证为主,通过调理脏腑之寒热虚实,缓解或控制慢性肾衰病情的进展。慢性肾衰以正虚为主,易兼夹邪实。《素问》曰:"四肢皆禀气于胃,而不得至经,必因于脾,乃得禀也。"脾气健运,水谷精气充盛,阳气壮旺,四肢得到温养则强劲有力,反之,如果脾气虚弱,失其健运,清阳不升,营养缺乏,则见乏力、纳差。"肾主水",肾对体内水液分布与排泄,主要靠肾气的"开"和"阖","开"主要指输出和排泄水液,而"阖"指潴留一定量的水液在机体内,肾气亏虚,水液运化失常,故见下肢水肿。故拟四君子汤加减。方中党参、黄芪、白术共奏益气健脾之效,生地黄滋养肾水而不壅滞,茯苓、玉米须、车前子利水化湿以消肿,荔枝核行气散结,川芎行气活血以助水行。诸药合用,"水"得充实而又能运化,补中有泻,补而不腻。

(徐　娟)

第二节　风湿疾病案

一、痹证案

痹证案1

梁某,男,37岁。发病节气:秋分。

初诊日期:2019年9月26日。

主诉:反复关节疼痛伴风疹3年余,加重1月余。

现病史:患者3年前开始出现反复关节疼痛,以四肢关节为甚,发作时呈游走性,伴一过性风疹团块,并逐渐融合成片,有瘙痒,可自行消退。近1月余,患者再发全身多关节疼痛加重,以双肩关节、双膝关节为甚,呈游走性,肤温正常,眠差,每至申时双上肢皮肤逐渐出现红色皮疹团块,并逐渐融合成片,有瘙痒感,至卯时消退,大小便可,舌淡红边暗紫,苔薄白,脉弦。

西医诊断:风湿性关节炎。

中医诊断:痹证(行痹)。

治法:祛风通络,散寒除湿。

方药:桂枝芍药知母汤加减。

桂枝20g,白芍15g,甘草5g,知母15g,生姜15g,白术15g,防风15g,麻黄5g,川芎15g。

7剂,水煎服,日1剂,早晚分服。

二诊:2019年10月8日。

药后患者关节疼痛及风疹块未解。予以防风汤加减,方药如下:

防风15g,甘草10g,当归15g,茯苓15g,北杏10g,桂枝15g,黄芩10g,秦艽10g,葛根10g,麻黄10g。

7剂,加酒、生姜水煎服,日1剂,早晚分服。

三诊:2019年10月20日。

药后患者关节疼痛及风疹块仍未解,祛风解表未取效,虑久病入络,遂改以身痛逐瘀汤加减,取活血通络、祛风除湿之功。

秦艽20g,川芎15g,桃仁10g,红花10g,甘草5g,羌活15g,没药5g,当归30g,香附10g,牛膝15g,地龙10g,蝉蜕5g,牡丹皮15g,桂枝15g。

7剂,水煎服,日1剂,早晚分服。

三诊:2019年10月28日。

服药后关节游走性疼痛症状明显改善,睡眠改善,风疹块出现次数明显减少,按二诊方续服10剂巩固疗效。

后随诊一年余,未见复发。

按语:辨病属中医"痹证"范畴。据其疼痛游走、风团痒疹,辨其为行痹,然予桂枝芍药知母汤、防风汤加减无功。后虑其久病,舌边暗紫,必是夹瘀,活血化瘀法是针对痹证日久、络脉瘀滞拟定的治疗大法,研习经典及现代研究,无不从大法、久痛入络、久病入络及微循环障碍着手,且王清任著《医林改错》云:"凡肩痛、臂痛、腰痛、腿痛,或周身疼痛,总名曰痹证。明知受风寒,用温热发散药不愈;明知有湿热,用利湿降火药无功。久而肌肉消瘦,议论阴亏,随用滋阴药,又不效……如古方治之不效,用身痛逐瘀汤。"故方选身痛逐瘀汤加减,以达活血通络、祛风除湿之功。方中秦艽、羌活祛风除湿,川芎、桃仁、红花、当归、牡丹皮活血祛瘀,没药、香附行血气、止痛,地龙、蝉蜕、牛膝、桂枝通阳疏利关节,甘草调和和诸药。"沉疴痼疾,疏其血气,令其条达,而致和平",但临证不宜拘泥于活血化瘀法,而要谨守病机,见微知著。方可灵活变通,以达到良效。

(安海文)

痹证案 2

覃某,男,43 岁。发病节气:白露。

初诊日期: 2020 年 9 月 25 日。

主诉: 全身多关节疼痛 10 年余,加重 7 个月。

现病史: 患者有类风湿关节炎 10 年,长期于广州及东莞等地医院就诊,具体诊疗不详。7 个月前天气变化后关节疼痛再发并加重,疼痛以双膝、双肩关节为甚,疼痛呈持续性,伴晨僵,晨僵持续约 1 小时,双手多关节畸形伴活动受限,双下肢轻度浮肿,口干,间有咳嗽,无咳痰,纳一般,眠差,小便无尿频、尿急、尿痛,尿量可,大便可,色黄,舌淡红,苔少,脉弦细。收住院治疗。

西医诊断: ①类风湿关节炎;②矽肺。

中医诊断: 痹证(肝肾不足,寒湿内侵)。

治法: 补益肝肾,蠲痹通络。

方药: 独活寄生汤加减。

独活 10g,桑寄生 15g,盐杜仲 10g,牛膝 20g,细辛 5g,秦艽 15g,茯苓 15g,防风 10g,川芎 10g,人参 10g,甘草 5g,当归 10g,白芍 10g,地黄 15g。

以上中药加水 800mL 煎至 200mL,温服,内服,每日 1 剂。

考虑患者为痹证,肝肾不足,考虑患者体质偏弱,精血不足,加上治疗不当,迁延日久不愈,痰瘀交结,寒湿凝滞,痹阻经络,停滞关节,致寒凝痰瘀,肢节失于气血温煦濡养,故见关节肿痛,屈伸不利,故中药以补益肝肾,蠲痹通络为法,方药拟独活寄生汤加减。

中成药予正清风痛宁缓释片祛风除湿,活血通络。

二诊: 2020 年 9 月 29 日。

患者诉症状无明显改善,中药继服。9 月 29 日查房时患者诉右膝关节疼痛明显,予石膏止痛软膏外敷,口服中药及中成药同前。

三诊: 2020 年 10 月 9 日。

患者诉外敷石膏止痛软膏时右膝关节疼痛稍减轻,仍有全身关节疼痛,结合患者症状及舌脉象,舌红,苔薄黄,脉弦,本病属本虚标实,考虑患者目前处于急性发作期,应加强祛邪,故以祛风除湿、散寒通阳为法,方用桂枝芍药知母汤加减。

桂枝 15g,白芍 15g,知母 10g,附子 5g,防风 10g,醋延胡索 10g,甘草 5g,独活 15g。

上方加水至 800mL,煎至 200mL,温服,日 1 剂。

四诊: 2020 年 10 月 12 日。

查房时患者诉全身关节疼痛较前减轻,目前可下地行走,行走时感右髋部及右膝部疼痛明显,继续予石膏止痛软膏外敷,中药守方同前,中成药同前。

五诊: 2020 年 10 月 16 日。

患者诉全身关节疼痛较前减轻,出现四肢末端麻木,治疗方案同前。

六诊: 2020 年 10 月 20 日。

患者诉全身关节疼痛明显减轻,右膝部及髋部疼痛较前减轻,四肢肢端麻木较前减轻,患者舌红,舌苔较前偏腻,脉弦,根据中药效不更方原则,继予上方加茯苓、猪苓健脾利水。正清风痛宁缓释片减量。

七诊: 2020 年 10 月 24 日。

患者全身多关节疼痛明显好转,可下地行走,行走较前好,患者舌苔变薄,予上方去茯苓、猪苓继服,患者好转出院。

按语:《素问·痹论》有云:"风、寒、湿三气杂至,合而为痹,其风气胜者为行痹,寒气胜者为痛痹,湿气胜者为着痹。"本证为久痹历节之证,乃病久正虚,风寒湿侵入筋骨关节,营卫不利,气血凝涩所致。汤本求真说:本条《指金匮条》是述慢性关节炎之症治,尤其如畸形性关节炎之症治。桂枝芍药知母汤可拆方为麻黄附子汤、芍药甘草附子汤、甘草附子汤、桂枝加附子汤(去枣)等。合方加知母治肢节浮肿,烦热。合方加防风治头眩痛,身体痛,骨节痛。三诊时用桂枝芍药知母汤加减为主,方中桂枝祛风通阳,解肌通络,为君药。白芍舒筋缓急,逐痹止痛,知母虽然苦寒,但其质润,清肺胃气分之实热,则津液不耗而阴液暗长,功专清热养阴,治热邪已伤之阴,共为臣药。防风祛风通阳,附子补益肝肾,温经散寒,祛湿止痛;独活辛散苦燥,善祛深伏骨节之风寒湿邪,并有止腰膝痹痛之长;延胡索理气止痛,共为佐药。甘草和胃护津,调和诸药,可缓知母大寒伤中之偏,并可使药气留连于胃,使诸药更好地发挥作用,为使药。诸药合用,共奏祛风除湿、散寒通阳之功。

(庞 捷)

痹证案3

许某,男,73岁。发病节气:夏至。

初诊日期:2019年7月4日。

主诉:反复双下肢水肿1年余,加重伴发热半月余。

现病史:患者既往有糖尿病、冠心病、痛风病史多年。1年前无明显诱因出现双下肢水肿,休息后可缓解。半个月前患者双下肢浮肿加剧伴有发热,发热多于每日10~14时发作,发热前无明显恶寒,热退无明显汗出,伴右上肢红肿疼痛,神疲乏力,口干,双手时有抖动,纳一般,眠可,小便量少,色黄,大便干结,2~3日一行。舌红,苔少,脉细数。

西医诊断:①痛风;②糖尿病。

中医诊断:痹证、发热(气阴两虚夹湿)。

治法:养阴透热祛湿。

方药:青蒿鳖甲汤加减。

青蒿15g,醋鳖甲15g,知母15g,生地黄10g,牡丹皮15g,百合

15g,忍冬藤 20g,白芍 15g。

上方加水至 800mL,煎至 200mL,温服,日 1 剂。早晚分服。

服 4 剂后患者症状明显好转。

患者年老体弱、正气不足、卫外不固、邪气易于入里。内有气阴两虚,易生内热,热邪耗气伤阴,则津液亏少,则神疲乏力、口干。年老体弱、卫外不固,易受外邪侵袭,素体阴虚,外邪入里化热,与内在虚热相合,专伏阴分,则多见发热。目前患者关节红肿,肤温升高,结合既往病史,考虑患者发热与痛风相关,根据中医治则"急则治其标,缓则治其本",中医治法以"养阴透热祛湿"为原则,拟"青蒿鳖甲汤"加减。

二诊:2019 年 7 月 8 日。

患者神志清,精神较前好转,无发热,右上肢红肿疼痛较前减轻,四肢乏力、口干较前减轻,纳一般,眠可,无消瘦,小便量少,色黄,大便可,1 日一行。根据效不更方原则,守方继服。再服 4 剂后患者症状明显好转。

按语:该病属中医"内伤发热"范畴。本案患者发热特点,虽非"夜热早凉"青蒿鳖甲汤的典型特征,但其发热从巳至未时,属少阳经当令;热退无汗、舌暗红苔光、脉虚数,为阴分伏热之证。故使用青蒿鳖甲汤养阴透热取得良效。青蒿鳖甲汤出自《温病条辨》,是治疗温病后期的经典方剂,有养阴透热之功,主治"夜热早凉,热退无汗,热自阴来"之温病后期阴分伏热证,临床上既可治疗各种疾病所致余热未清、邪伏阴分、气津两伤者,又可治少阳疟之偏于热重者。方以青蒿芳香逐秽开络,鳖甲养阴入络搜邪,知母清热邪而止渴,牡丹皮清少阳血分热,百合清心养阴,生地黄、白芍清热解毒,养阴生津,忍冬藤清热解毒,通络止痛。诸药合用,养阴透热兼顾,气营伏火得泻。正如吴鞠通评"此方有先入后出之妙,青蒿不能直入阴分,有鳖甲领之入也。鳖甲不能独出阳分,有青蒿领之出也",故该方针对发热不退、邪伏阴分,伴气阴两虚的患者尤为有效。

(庞 捷)

痹证案 4

薛某,女,58 岁,无业人员。发病节气:寒露。

初诊日期：2020 年 10 月 9 日。

主诉：全身多关节疼痛 2 年余,加重半月余。

现病史：2 年前患者无明显诱因出现全身多关节疼痛,疼痛以双手多个小关节、双膝关节为甚,伴有晨僵,持续约 1 小时,先后多次就诊于当地医院及我院门诊,结合类风湿因子(RF)、磁共振等检查诊断为"类风湿关节炎",予甲氨蝶呤等药物治疗后,关节疼痛可缓解,但每逢阴雨天关节疼痛再发并加重,逐渐出现腰部疼痛,伴有腰部活动受限,近半个月来腰部及关节疼痛加重,遂住院治疗。既往有"高血压、骨质疏松症"病史。

西医诊断：①类风湿关节炎;②骨质疏松症。

中医诊断：痹证(肝肾亏虚,寒湿阻络)。

治法：补益肝肾,祛寒除湿。

方药：桂枝芍药知母汤加减。

桂枝 15g,白芍 15g,知母 10g,甘草 5g,附子 5g(先煎),独活 15g,桑寄生 20g,酒乌梢蛇 15g。

3 剂,上方以水 800mL 煎至 400mL,1 日 1 剂,分两次服。

西医予消炎止痛、护胃、抗骨质疏松、抗风湿、控制血压对症治疗。

患者神清,精神良好,全身多关节疼痛,以腰骶部、双肩关节、左膝关节及左踝关节疼痛明显,疼痛呈持续性,伴晨僵,活动后可缓解,疼痛不可屈伸,痛处有热感,且痛处游走,遇寒痛甚,肌肉消瘦,口干不欲饮,纳可,眠差,尿频,无尿急、尿痛,大便调,舌淡红,苔薄白,脉沉细。考虑此为肝肾亏虚,气血阴精虚衰,经络筋骨失于濡养,兼之感受外邪,风寒湿邪乘虚侵袭人体,流注经络,留滞关节所致,属本虚标实。现患者为急性发作期,故投桂枝芍药知母汤加减。

二诊：2020 年 10 月 12 日。

患者诉全身多关节疼痛较前有所减轻,肌肉消瘦,口干,纳可,眠差,尿频,无尿急、尿痛,大便调。患者症状较前有所改善,继续投桂枝芍药知母汤加减。

桂枝 15g,白芍 15g,知母 10g,甘草 5g,附子 5g,独活 15g,桑

寄生 20g,酒乌梢蛇 15g,夜交藤 15g,茯神 15g。

3 剂,上方以水 800mL 煎至 400mL,1 日 1 剂,分两次服。

三诊:2020 年 10 月 15 日。

患者诉全身多关节疼痛明显缓解,口干减轻,纳可,眠改善,小便稍频,大便稍干。患者症状较前有所改善,继续投桂枝芍药知母汤加减。

桂枝 15g,白芍 15g,知母 10g,甘草 5g,附子 5g,独活 15g,桑寄生 20g,酒乌梢蛇 15g,夜交藤 15g,茯神 15g,生地黄 15g。

3 剂,上方以水 800mL 煎至 400mL,1 日 1 剂,分两次服。

患者出院后随访,诉全身多关节疼痛较前明显减轻,未诉有其余特殊不适。

按语:类风湿关节炎是一种病因未明的慢性、全身性、炎性疾病,以对称性、进行性和破坏性关节病变为主要特征,最终出现关节畸形,导致不同程度的残疾。中医属"痹证"范畴,本病多由内因肝肾亏损、阳气不足,外因风寒湿邪杂合而入,且病程较长,邪易化热伤阴,故设此方祛风散寒除湿,兼养阴生津清热。正如《济生方·痹》所云:"皆因体虚,腠理空疏,受风寒湿气而成痹也。"本案证候与桂枝芍药知母汤证相符,故以该方加味治疗。舌淡红、苔薄白、脉沉细为肝肾亏虚、寒湿阻络之象。方中桂枝祛风通阳,解肌通络,为君药;白芍舒筋缓急,逐痹止痛,知母虽然苦寒,但其质润,清肺胃气分之实热,则津液不耗而阴液暗长,功专清热养阴,治热邪已伤之阴,共为臣药;附子补益肝肾,温经散寒,祛湿止痛,独活辛散苦燥,善祛深伏骨节之风寒湿邪,并有止腰膝痹痛之长,桑寄生祛风湿强筋骨,乌梢蛇祛顽痹通络止痛,生地黄、夜交藤清热解毒通络止痛,茯神宁心安神共为佐药;甘草和胃护津,调和诸药,可缓知母大寒伤中之偏,并可使药气留连于胃,使诸药更好地发挥作用,为使药。诸药合用,标本兼顾,散敛结合,寒热互佐,方证相应,配伍恰当,故获满意效果。

（庞　捷）

痹证案 5

王某,女,35 岁。发病节气:大暑。

初诊日期：2020 年 7 月 24 日。

主诉：全身多关节疼痛 1 年。

现病史：1 年前无明显诱因出现反复双手指间关节疼痛,疼痛以双侧近端指关节为甚,我院查 RF、抗环瓜氨酸(CCP)抗体阳性,未行系统治疗,患者要求中医调理。现双手近端指关节肿胀疼痛,伴有晨僵,双手感觉麻木,握拳乏力,双下肢沉重感,无口干口苦,无胸闷心悸,纳一般,眠可,小便调,大便偏烂,舌淡,苔白,脉滑。

西医诊断：类风湿关节炎。

中医诊断：痹证(着痹)。

治法：祛邪活络,缓急止痛。

方药：薏苡仁汤加减。

薏苡仁 30g,麻黄 10g,桂枝 10g,羌活 10g,独活 10g,当归 10g,生姜 10g,川芎 10g,防风 10g,苍术 15g。

7 剂,水煎服,日 1 剂,早晚分服。

考虑患者正气不足,久病耗伤正气,邪气兼杂,痹阻经络,气血运行不畅所致,故以祛邪活络、缓急止痛为法,投薏苡仁汤加减。

二诊：2020 年 7 月 31 日。

药后,患者关节肿胀较前消退,天气变化时偶有疼痛,上方去苍术,加昆明山海棠 15g,续服 5 剂。

薏苡仁 30g,麻黄 10g,桂枝 10g,羌活 10g,独活 10g,当归 10g,生姜 10g,川芎 10g,防风 10g,昆明山海棠 15g。

水煎服,日 1 剂,早晚分服。

按语：《素问·痹论》云:"风寒湿三气杂至,合而为痹。"本案根据症状分析属痹证中的湿痹范围,临床表现为四肢肿痛肿胀,麻木不仁,苔白脉滑,湿邪特征明显。薏苡仁汤出自《类证治裁》,主治湿痹之关节疼痛肿胀明显者。方中薏苡仁、苍术健脾祛湿为其主药,麻黄、羌活、独活、防风、当归、川芎祛风除湿、活血通络,辅其主药共除湿通络止痛,桂枝引药入四肢通经络为佐剂,生姜调和药性为使。本方以散寒除湿、温经止痛为主,佐以健脾之品,诸药合用,有良好的祛风、散寒、除湿功效。

（庞　捷）

痹证案 6

简某,男,56 岁。发病节气:大暑。

初诊时间:2019 年 7 月 31 日。

主诉:全身多关节疼痛半年余。

现病史:患者半年前无诱因出现四肢多关节疼痛,以双手指掌关节、近端指关节为甚,伴有晨僵,晨僵持续约 30 分钟,在我院检查提示 RF、抗 CCP 抗体、血沉、C 反应蛋白升高,诊断为类风湿关节炎,予消炎止痛药、免疫抑制剂等治疗,定期在我院门诊复诊,病情稳定。患者要求中医调理。现症:全身多关节偶有疼痛,无关节红肿变形,得温痛减,口干,喜饮温水,二便调,纳眠可,舌红苔黄腻,脉滑数。

西医诊断:类风湿关节炎。

中医诊断:痹证(寒热错杂)。

治法:清热利湿,通络止痛。

方药:四妙散合桂枝芍药知母汤加减。

薏苡仁 30g,牛膝 15g,黄柏 10g,苍术 10g,茯苓 30g,桂枝 10g,甘草 10g,生姜 5g,知母 10g,麻黄 10g。

7 剂,取水 800mL,煎至 200mL,日 1 剂。

二诊:2019 年 8 月 7 日。

患者诉四肢多关节疼痛较前明显改善,效不更方,续投前方 7 剂。

薏苡仁 30g,牛膝 15g,黄柏 10g,苍术 10g,茯苓 30g,桂枝 10g,甘草 10g,生姜 5g,知母 10g,麻黄 10g。

7 剂,取水 800mL,煎至 200mL,日 1 剂。

按语:类风湿关节炎是一种病因未明的慢性、全身性、炎性疾病,以对称性、进行性和破坏性关节病变为主要特征,最终出现关节畸形,导致不同程度的残疾。RA 是最常见的系统性自身免疫病,属中医"痹证"范畴,多因寒冷、潮湿、疲劳、创伤及精神刺激、营养不良等因素致病,亦有"历节""顽痹""尪痹"之称。中西医结合治疗有其优势所在。该患者舌脉皆具热象,但患者又诉平时口干,喜饮温水,关节疼痛得温痛减,综其脉证考虑其为寒热错杂,故用桂枝芍药知母汤祛风除湿,温经散寒,并合用四妙散共奏清热燥湿、通络止痛之功。

(庞 捷)

痹证案 7

张某,女,50 岁。发病节气:立春。

初诊时间:2019 年 2 月 15 日。

主诉:左足多个跖趾关节疼痛半年余。

现病史:患者半年前劳累后出现左足多个跖趾关节疼痛,无明显肿胀,自服止痛药后症状缓解,未予系统诊治。其后左足多个跖趾关节、脚踝、手指关节等多关节出现疼痛,反复发作。为求进一步系统诊治,就诊于我院,完善相关检查后,诊断为类风湿关节炎。现为求中西医结合治疗,就诊于我院门诊。现症:患者左趾关节疼痛,时有手指关节疼痛,偶有腰痛,纳可,寐安,二便调,舌淡红,苔白腻,脉弦滑。

西医诊断:类风湿关节炎。

中医诊断:痹证(着痹)。

治法:祛湿通络。

方药:薏苡仁汤加减。

薏苡仁 30g,羌活 10g,独活 10g,防风 15g,麻黄 5g,桂枝 15g,生姜 10g,当归 10g,川芎 5g,延胡索 20g,甘草 15g。

7 剂,水煎服,日 1 剂,早晚分服。

二诊:2019 年 2 月 22 日。

药后患者关节疼痛明显缓解,皮温正常,舌淡红,苔白,脉细,去延胡索,加附子 10g、细辛 5g 散寒通络,白芍 15g 养阴。续服7 剂。

薏苡仁 30g,羌活 10g,独活 10g,防风 15g,麻黄 5g,桂枝 15g,生姜 10g,当归 10g,川芎 5g,甘草 15g,附子 10g,白芍 15g,细辛5g。

6 剂,水煎服,日 1 剂,早晚分服。

三诊:2019 年 2 月 28 日。

药后关节疼痛症状进一步改善,关节无肿胀,活动自如,按二诊方续服 7 剂巩固疗效,嘱患者定期复诊,适当进行功能锻炼,避风寒,节饮食。

　　按语: 本病属于中医学"痹证""顽痹""历节病"等范畴。《黄帝内经》首先提出"痹"的病名,并有骨、筋、脉、肌、皮五痹之分。《圣济总录》认为外邪遇脏腑内热阳化可致热痹;《金匮要略》中张仲景提出湿痹、血痹和历节之名;王焘《外台秘要》中述道,其证痛如虎咬,昼轻夜重,故称其为"白虎病";王肯堂《证治准绳》称手关节肿大者为"鼓槌风"。对痹证的治疗,明代李士材在《医宗必读》阐述如下:"治外者,散邪为急;治脏者养正为先。"而祛邪养正又多相辅为用,"治行痹者散风主,大抵参以补血之剂,盖治风先治血,血行风自灭",且"御寒利湿仍不可废","治痛痹者散寒为主",但"疏风燥湿仍不可缺",需"参以补火之剂",因"非大辛大热,不能释其凝寒之害也"。"治着痹者,利湿为主",但"祛风解寒亦不可缺,大抵参以补脾补气之剂,盖土强可以胜湿,而气足无顽麻也",即治疗类风湿关节炎,祛邪为主,佐以扶正,行痹佐以补血之剂,痛痹佐以补火之剂,着痹佐以健脾补气之剂,补益的最终目的仍是祛邪。就薏苡仁汤而言,祛风散寒除湿三法相辅相成,相互为用。此案例初诊时重用薏苡仁健脾祛湿,防风祛风,羌活、独活祛风散寒祛湿,麻黄散寒,桂枝温经通脉,调和营卫,当归、川芎活血通脉,延胡索止痛,配以生姜、甘草解毒,调和诸药。

(庞　捷)

痹证案 8

刘某,男,31 岁。发病节气:大暑。

初诊日期: 2020 年 8 月 3 日。

主诉: 胸锁关节与肩关节疼痛不适 2 年余。

现病史: 患者诉胸锁关节与肩关节疼痛不适多年,曾于某人民医院就诊,查骶髂关节、胸锁关节 MRI 提示考虑骨关节炎症性病变。予双氯芬酸钠止痛处理,效果不佳,无明显缓解。现症:胸锁骨关节、肩关节疼痛,活动受限,面部痤疮,口干,无恶寒恶风,纳寐可,二便调,舌淡红,苔白腻,脉弦滑。

西医诊断：胸锁骨关节炎。

中医诊断：痹证（痰湿阻络）。

治法：燥湿行气，化痰通络。

方药：茯苓丸合麻黄杏仁薏苡甘草汤加减。

法半夏 10g，茯苓 30g，制枳壳 10g，生姜 10g，桂枝 15g，姜黄 15g，羌活 15g，全蝎 5g，鸡血藤 30g，麻黄 10g，薏苡仁 30g，燀苦杏仁 10g，甘草 10g。

28 剂，水煎服，日 1 剂，早晚分服。

二诊：2020 年 9 月 21 日。

关节疼痛较前减轻，面部痤疮基本消失，续以前法。

法半夏 10g，茯苓 30g，制枳壳 10g，生姜 10g，桂枝 15g，姜黄 15g，羌活 15g，全蝎 5g，续断 15g，鸡血藤 30g，干石斛 30g，麻黄 10g。

28 剂，水煎服，日 1 剂，早晚分服。

按语：本案属中医"痹证"范畴。《是斋百一选方》云："伏痰在内，中脘停滞，脾气不流行，上与气搏，四肢属脾，滞而气不下，故上行攻臂。"此案患者饮停中脘，脾气不行，影响及肺，腠理闭，则上半身关节疼痛、面部痤疮，舌淡红，苔白腻，脉弦滑，乃痰湿阻络之象。《医学心悟》说："肩背痛，古人主以茯苓丸，谓痰饮为患也……治无不效。"喻嘉言曰：痰药虽多，此方甚效。痰饮流入四肢，令人肩背酸痛，两手罢软……轻者指迷茯苓丸。麻黄杏仁薏苡甘草汤出自《金匮要略》，有发汗解表、祛风除湿之功。故予茯苓丸合麻黄杏仁薏苡甘草汤加减。此方中法半夏燥湿化痰，配以茯苓、薏苡仁健脾渗湿，既能消已生之痰，又能杜生痰之源；枳壳理气宽中，有顺痰消之意，鸡血藤行血活血，舒筋活络；生姜制法半夏毒性，开胃化痰；桂枝、全蝎有通络止痛之效，桂枝、麻黄辛温发散，善开腠理、毛窍，苦杏仁归肺经，且可宣肺，配伍使用能增强解表之功；姜黄为血中之气药，温通经脉以通络止痛，长于止肢臂痛；羌活性辛温，善升，常用于上半身风寒湿痹；甘草既可缓急止痛，又调和药性；属"治病求本"之方。二诊疼痛减轻，面部痤疮消失，续上方，去薏苡仁、甘草，加石斛滋阴清热，续断强筋健骨。

（韦晓霞）

痹证案 9

莫某,女,53 岁。发病节气:秋分。

初诊日期: 2020 年 9 月 25 日。

主诉: 双手多发关节肿痛 1 年余。

现病史: 患者诉双手多发关节肿痛 1 年余,2020 年 1 月 28 日外院查抗环瓜氨酸抗体示 81.2RU/mL;类风湿因子 80.7U/mL。现症:双手关节肿痛,伴晨僵,活动稍受限,舌淡红,苔薄白,脉弦。

西医诊断: 类风湿关节炎。

中医诊断: 痹证(风湿痹)。

治法: 祛风除湿,通络止痛。

方药: 自拟方。

昆明山海棠 15g(先煎),全蝎 5g,鸡血藤 30g(先煎)。

14 剂,水煎服,日 2 剂,早晚分服。

二诊: 2020 年 10 月 19 日。

患者经治疗后症状明显缓解,但未继续就诊治疗。近期双手疼痛再发,眠差。续用上方加减,方药如下:

昆明山海棠 15g(先煎),全蝎 5g,鸡血藤 30g(先煎),首乌藤 20g,龙骨 20g(先煎),牡蛎 20g(先煎)。

14 剂,水煎服,日 2 剂,早晚分服。

按语: 此案属中医"痹证"案。《素问·痹论》指出:"风寒湿三气杂至,合而为痹也。"其病机为邪气留滞肢体筋脉、关节、骨节,不通则痛。《素问·五脏生成》说:"诸筋者,皆属于节。"爪为筋之余,其中肾主骨,肝主筋,脾主肌肉,故选取昆明山海棠,其味苦辛温,归肝脾肾经,祛风除湿、活血止血;全蝎辛平,归肝经,息风通络止痛,善治风寒湿痹日久不愈;鸡血藤苦甘温,归肝肾经,行血养血,舒经活络;取上药性温,祛风除湿通络之余,还可温经;又用鸡血藤补肝血。患者好转后停药,症状再发,眠差,再续前方,加龙骨、牡蛎平肝潜阳、镇静安神。随诊症状好转。

（韦晓霞）

痹证案 10

患者朱某,女性,67 岁。发病节气:处暑。

初诊日期: 2018 年 8 月 25 日。

主诉: 全身多处关节游走性疼痛 10 年余,再发加重 2 天。

现病史: 患者全身多处关节游走性疼痛 10 年余,诊断为类风湿关节炎。平素服用免疫抑制剂甲氨蝶呤 7.5mg,每周 1 次;来氟米特 200mg,1 日 2 次;叶酸片 5mg,每周 1 次;甲泼尼龙 5mg,1 日 1 次,同时常配服用非甾体抗炎药。目前全身多处关节有游走性疼痛,手、足关节肿胀变形,因肢节屈伸活动受限故行动甚少,晨僵不甚,双足肿,平素恶风自汗,饮水则汗出,口干,纳差,恶心,大便溏,1～2 天一解,小便多,夜尿 4～5 次,舌淡,苔白,脉细。因患者惧西药毒副作用大,故特来寻求中医诊治。

西医诊断: 类风湿关节炎。

中医诊断: 痹证(寒湿痹阻)。

治法: 散寒除湿,益气通痹。

方药: 防己黄芪汤合黄芪桂枝五物汤加减。

防己 10g,生黄芪 15g,白芍 10g,苍术 10g,桂枝 10g,大枣 10g,茯苓 20g,生姜 15g。

7 剂,水煎服,日 1 剂,早晚分服。

二诊: 2018 年 9 月 1 日。

患者关节痛减不明显,下肢有轻度凹陷性水肿,恶风,活动后时有心悸、目眩,大便成形,每日一至,口干,恶心,纳差,夜尿 2～3 次,舌淡,苔薄白,脉弦滑。改方桂枝芍药知母汤加减。

附子 10g(先煎),麻黄 10g(先煎),桂枝 10g,知母 18g,白芍 10g,苍术 15g,防风 10g,防己 10g,炙甘草 6g,茯苓 12g,生姜 15g,大枣 10g。

7 剂,水煎服,日 1 剂,早晚分服。

三诊: 2018 年 9 月 8 日。

患者下肢水肿较前减轻,关节时有痛甚,口干,食欲不佳,夜尿 1～2 次,大便秘结,2～3 日一行,舌淡苔白,脉细弦。患者症状较前改善,拟对症处理,改苍术为生白术增强其燥湿运脾、通便之功,增附子量强其温阳通络止痛之效。上方去苍术,加白术20g,制附子15g,共7剂。

四诊: 2018年9月15日。

患者关节肿痛较前减轻,不影响日常活动,大便正常,夜尿1～2次,苔白,脉细。患者无明显关节痛,说明方药对症行之有效,故续用前方以巩固疗效。

按语: 本案属中医"痹证"范畴。思其病日久,正气已虚,治疗不可单攻邪气犯"虚虚"之戒,宜在祛邪同时施以扶正之品,患者卫气失其固外之性故见恶风自汗,营阴外泄可见饮水则汗出,机体津液输布不畅无法上承故见口干,水湿郁于肌腠则肢肿,复感风湿之邪侵袭经络肌表则关节有游走性疼痛,另外患者夜间小便颇多,大便溏、舌脉俱为一派阳虚之象。防己黄芪汤、黄芪桂枝五物汤皆出自《金匮要略》。防己黄芪汤主治表虚不固之风水,黄芪桂枝五物汤主治素体阳虚,营卫不和,外受风邪,气血闭阻肌肤所致血痹。全方八味药中,《医林纂要》描述防己"燥脾湿,功专行水决渎,以达于下",兼有祛风之功,善泻肌肤之水湿;黄芪既益气固表,又可健脾利水。二者相配,强其祛风利水之功。桂枝调和营卫,畅行气血,走表益卫,通阳逐痹,此为"立法之意,重在引阳";易白术为苍术,兼茯苓强其健脾燥湿之功;生姜温中祛湿,姜、枣相伍,"专行脾之津液而和营卫……不独专于发散也"。

二诊时患者表虚不固之象较前改善,故加大祛邪之力,选用桂枝芍药知母汤加减。桂枝芍药知母汤最早出自《金匮要略》,《金匮要略广注》称此方为"历节病之圣方"。桂枝芍药知母汤可通阳散寒,健脾祛湿,兼以清热,达到风湿、营卫、寒热、阴阳、表里并调及扶正祛邪共施之效,奏温散不伤阴、养阴又不碍阳之功。另外方中有苓桂术甘汤成分,中医大家刘渡舟曾赞扬其"药仅四味……大有千军万马之声势,临床疗效惊人",本方取其温阳化饮之功。总而论之,本方祛风除湿而不伤正气,温阳宣痹而不伤阴津,养阴清热而不碍阳气,兼顾邪正、表里、寒热、阴阳,有拨云见日之功。

三诊时患者症状继续较前改善,拟对症处理,改苍术为生白术增强其燥湿运脾、通便之功,增附子量强其温阳缓急止痛之效。

四诊时患者已无关节痛,说明方药对症行之有效,故续用前方以巩固疗效。

(郭文燕)

痹证案 11

患者吴某,女,54 岁。发病节气:夏至。

初诊日期:2019 年 7 月 11 日。

主诉:全身多关节疼痛 5 年余,再发加重半月余。

现病史:患者自诉有类风湿关节炎病史 5 年余,近半个月来上肢关节酸痛加重,双手指关节肿胀灼热疼痛,不能握摄,口渴欲饮,察其舌苔白腻,舌质暗红,脉弦滑数。

西医诊断:类风湿关节炎。

中医诊断:痹证(湿热阻络)。

治法:清热除湿,通络止痛。

方药:白虎加桂枝汤加减。

石膏 30g,知母 10g,甘草 5g,粳米 10g,桂枝 10g,木瓜 10g,牡丹皮 10g,天花粉 10g,赤芍 10g,秦艽 10g,昆明山海棠 15g。

7 剂,水煎服,日 1 剂,早晚分服。

忌食辛辣刺激之品。

二诊:2019 年 7 月 19 日。

患者言服药后双手指关节红肿已退,酸痛减半,口干,关节肤温不高。舌苔白,舌质暗红,脉弦数。双手指关节活动较前自如,为防其症再发,嘱续服原方 5 剂,以巩固疗效。

按语:本案属中医"痹证"范畴。《素问·痹论》有曰:"风寒湿三气杂至,合而为痹也。其风气胜者为行痹,寒气胜者为痛痹,湿气胜者为着痹也。"清代尤在泾在《金匮翼》中说:"热痹者,闭热于内也……脏腑经络,现有蓄热,而复遇风寒湿气客之,热为寒郁,气不得通,久之寒易化热,则瘀痹熻然而闷也。"这说明风寒湿痹与热痹的成因皆同,只是患者素来体质不同而异。究其形成机理,皆有正气不足,腠理空虚,卫气不固,风寒湿邪乘虚侵袭,导致气滞血虚,经络不通,体内水液积聚,机体得不到正常的气血蕴养和津液濡润而发为痹证。

白虎加桂枝汤出自《金匮要略·疟病脉证并治》,其曰:"温疟,其脉如平,身无寒,但热,骨节烦痛,时呕,白虎加桂枝汤主之。"吴瑭言:"单桂枝一味,领邪外出,作向导之官,得热因热用之妙。"《千金方衍义》亦云:"白虎以治阳邪,加桂以通营卫,则阴阳和,血脉通,得汗而愈矣。"据本例证候特点,关节肿痛灼热乃湿热阻络外现之象,故以白虎汤以清里热。白虎汤加用桂枝,不仅可解表和营,且能引药至上肢指端,并配昆明山海棠和秦艽祛风除湿,活血止痛;辅以木瓜、天花粉以助清热祛湿通络之力。久病多虚且夹瘀,故加入赤芍、牡丹皮活血以通络,缓急以止痛。本方重在清气分热,全方气血并调、攻补兼施,共奏清热利湿、通络止痛、化瘀除痹之效,故能行之有效。

(郭文燕)

痹证案 12

患者杨某,女,32 岁。发病节气:小暑。

初诊日期:2020 年 7 月 6 日。

主诉:关节冷痛 7 个多月。

现病史:患者 7 个月前因产后不慎受凉后出现四肢关节冷痛,得温缓解,恶风,暑热天需着两件衣物,汗多,头汗出,面色㿠白,四肢不温,纳可,眠差,醒后难入睡,小便正常,大便溏,质黏,舌淡有齿痕,苔白,脉沉细。血红蛋白 98g/L。

西医诊断:关节痛待查。

中医诊断:痹证(血虚寒凝)。

治法:温经散寒,养血通痹。

方药:当归四逆汤加减。

当归 10g,桂枝 15g,白芍 15g,川芎 10g,细辛 5g,羌活 10g,昆明山海棠 15g(先煎),夜交藤 20g,龙骨 20g(先煎),牡蛎 20g(先煎)。

7 剂,水煎服,日 1 剂,早晚分服。

二诊:2020 年 7 月 13 日。

患者诉服药后大便黏滞情况较前改善,头汗较前减少,恶风怕冷,关节冷痛较前稍缓解,失眠改善,舌淡有齿痕,苔白,脉沉。上方续服7剂,巩固疗效。

按语:此案属中医"痹证"范畴。患者产后血室正开,营血亏虚,调摄不当,外感寒邪由阴户上客痹阻经络而关节冷痛。《素问·举痛论》说:"寒气入经而稽迟……客于脉中则气不通。"观其脉证,寒气闭阻卫气,则见恶风怕冷,汗出。寒与湿相搏结,损伤脾阳可致运化失常,津液疏布不畅,可见阴液竭于下,阳无所依附而上越则头汗出,大便黏滞。《沈氏女科辑要笺正》描述产后身痛有云:"此证多血虚,宜滋养,或有风寒湿三气杂至之痹,以养血为主,稍参宣络,不可峻投风药。"故当养血为本,祛邪为辅,用当归四逆汤养血散寒,温经通痹。方中当归补血活血;川芎行气活血;桂枝温通经脉,助阳化气;白芍养血调经,缓急止痛;细辛祛风散寒,通经止痛;夜交藤养心安神兼祛风通络;龙骨、牡蛎重镇安神,敛阴止汗;羌活、昆明山海棠祛风胜湿止痛。诸药合用,共奏养血散寒、温经通痹之功。营血足卫气盛,则祛邪有力,寒湿自除,经络通则不痛。

(郭文燕)

痹证案13

陈某,女,32岁。发病节气:立春。

初诊日期:2018年2月5日。

主诉:反复腰骶部、左踝疼痛2年余。

现病史:患者2年余前无明显诱因出现双臀部、腰骶部疼痛、僵硬不适,翻身困难,醒后加重,活动后得舒,左踝疼痛、肿胀,发作时活动受限,无晨僵,遇冷疼痛反复,得温则减,症状反复。现症:近来左踝疼痛明显,局部冷痛,肤色晦暗,伴畏寒,腰及骶部少许僵硬疼痛,服"止痛药"后不能缓解,无恶寒怕热,无皮疹红斑,无头晕头痛,无胸闷心慌,无腹痛腹泻,纳食可,二便调,舌暗淡,苔白腻,脉弦滑。

西医诊断:强直性脊柱炎。

中医诊断:痹证(寒湿痹阻)。

治法:祛风解表,除湿通络。

方药：葛根汤加减。

葛根 30g，桂枝 5g，白芍 15g，大枣 10g，甘草 10g，乌梢蛇 15g，鸡血藤 30g（先煎），昆明山海棠 15g（先煎）。

7 剂，水煎服，每日 1 剂，早晚分服。

嘱患者调畅情志，注意休息，避免劳累，饮食清淡，忌食辛辣、生冷、油腻之品。

二诊：2018 年 2 月 12 日。

现左踝冷痛较前稍缓解，伴局部轻度肿胀，有色素沉着。仍有夜间翻身痛，无晨僵。其余关节无明显不适。纳眠可，二便调。守上方。

三诊：2018 年 2 月 19 日。

腰部、骶髂关节疼痛、翻身痛症状大为好转，腰椎活动度良好，左踝肿痛明显缓解，但患者久病焦虑，神思不宁，心神耗伤，故原方基础上加用麦冬滋养心阴，首乌藤养血安神，牛膝补肾强筋骨，龙骨潜阳以续后。

按语：本案属于中医"痹证"范畴。《黄帝内经》曰："诸痉项强，皆属于湿。"又言："风寒湿三气杂至，合而为痹。"因此痹证总以风寒湿论治。结合本病患者，反复腰骶僵硬、翻身疼痛，左踝关节冷痛，四诊合参，均提示寒湿之邪凝滞局部，阻滞气机，关节筋骨失于温煦，发为肿痛。其中腰骶、左踝均为足太阳经所过之处，腰骶部又有督脉经行，督为一身阳气之海，寒湿内袭，肾阳亏损，寒凝血脉，督脉不行，阳气不布，故见关节冷痛不适。结合临床辨证分析，以祛风解表、除湿通络为宜，方取葛根汤加减以通阳温经，通络止痛。桂枝、白芍、大枣调和营卫，温经解表，白芍、甘草缓急止痛，乌梢蛇、昆明山海棠散寒通络，鸡血藤舒筋活络。其中昆明山海棠是我国特有的抗风湿中草药，为雷公藤属植物，具有祛风除湿、活血舒筋之效，研究表明，昆明山海棠中含有生物碱、萜类及其糖苷类化合物等，具抗炎、免疫抑制等作用。同时应用大剂量葛根，以升清阳，益胃阴，滋津液，以濡养筋骨血脉，补充筋骨之体。经治疗后患者关节疼痛缓解，但睡眠转差，且脉象转细，加之双目少神，考虑长期疾病耗神伤阴，神思受累，损脾耗血，心神不养。心处离位，阳中育有元阴,以启阴气右降之路,原方基础上加用麦冬滋养心阴,首乌藤养血安神,牛膝补肾强筋骨,龙骨潜阳以续后。

(徐 娟)

痹证案 14

郭某,女,70 岁。发病节气:芒种。

初诊日期: 2020 年 6 月 15 日。

主诉: 四肢远端关节肿痛 5 年,加重 3 天。

现病史: 患者 5 年前无明显诱因出现四肢远端关节肿痛,以右足第 1 跖趾关节、左手第 2 掌指关节肿痛为主,未系统诊治。近 3 天左侧拇指疼痛明显,偶有麻木、腹胀,无胸闷气促,胃纳一般,二便尚调,舌淡,苔黄腻,脉弦。

西医诊断: 关节痛待查:类风湿关节炎? 痛风性关节炎?

中医诊断: 痹证(气血亏虚,寒瘀阻络)。

治法: 益气温经,和血通痹。

方药: 黄芪桂枝五物汤合四物汤加减。

黄芪 15g,桂枝 15g,白术 10g,炙甘草 10g,当归 10g,白芍 10g,川芎 10g,茯苓 15g,泽泻 10g,鸡血藤 30g。

7 剂,水煎服,日 1 剂,早晚分服。

二诊: 2020 年 7 月 6 日。

服药后患者关节疼痛明显缓解,关节肿胀较前改善,肤温正常,可自由活动,诉有少许口干,舌淡红,苔白腻,脉弦。上方去黄芪,加柴胡、黄芩清热,杜仲强筋壮骨,葛根生津,续服 7 剂。

柴胡 15g,桂枝 15g,白术 10g,炙甘草 10g,当归 10g,白芍 10g,川芎 10g,茯苓 15g,泽泻 10g,鸡血藤 30g,黄芩 10g,葛根 20g,杜仲 15g,麦冬 15g。

7 剂,水煎服,日 1 剂,早晚分服。

药后症状缓解。

按语: 本案属中医“痹证”范畴。此案患者年老,关节痛,伴麻木、腹胀,舌淡,苔黄腻,脉弦。虑其气血亏虚,寒邪阻络,气血不畅所致。故方用黄芪桂枝五物汤合四物汤加减。黄芪桂枝五物汤来源于《金匮要略》,四物汤由《金匮要略》的胶艾汤衍化而来。方中主用黄芪益气补卫,其得桂枝,固表而不留邪;桂枝得黄芪,散邪而不伤正,且通脉温阳之力大增。桂、芍相伍,共调营卫。白芍、当归养血活血,正如《妇人大全良方》所云"治风先治血,血行风自灭"。川芎、鸡血藤活血通痹止痛,茯苓、白术健脾祛湿,泽泻清热利湿,炙甘草调和诸药,诸药合用,共奏益气温经、和血通痹之功。二诊时患者症状改善,舌苔白腻,为防滋腻,故微调治疗原则,去黄芪,加柴胡疏肝理气,黄芩清热祛湿,麦冬滋阴生津,葛根解肌生津,杜仲强筋壮骨,服用 7 剂,标本兼治,则患者诸症均消。

(林芬娜)

痹证案 15

王某,女,74 岁。发病节气:惊蛰。

初诊日期:2018 年 3 月 12 日。

主诉:全身多关节疼痛半年。

现病史:患者半年前无诱因下出现四肢多关节疼痛,以双手近端指间关节肿痛为主,伴晨僵,有压痛,身体瘦弱,关节肿大、变形,时有发作头晕。曾住院治疗,诊断为类风湿关节炎,予消炎止痛、免疫抑制等治疗,定期门诊复诊,病情稳定。近日再次出现全身多关节疼痛,右手近端指间关节红肿压痛,关节肿大、变形,口渴不欲饮,怕风,手脚冰冷,二便调,纳眠可。舌红,苔薄白,脉沉弦。

西医诊断:类风湿关节炎。

中医诊断:痹证(寒热夹杂)。

治法:此风湿属太阳少阴合病。治法:通阳行痹,祛风逐湿,和营止痛。

方药:桂枝芍药知母汤加减。

薏苡仁 30g,牛膝 15g,防风 15g,附子 10g(先煎),茯苓 30g,桂枝 10g,炙甘草 10g,白芍 20g,知母 10g,麻黄 10g。

7 剂,上方以水 800mL 煎至 200mL,餐后温服,每日 1 剂。

嘱患者注意保暖,避免碰冷水,可配合艾灸等治疗。

二诊:2018 年 3 月 19 日。

患者述疼痛减轻,红肿较前好转,口干,有轻微压痛,服中药后大便较烂,现复诊以中药治疗。

桂枝 10g,白芍 10g,知母 10g,薏苡仁 30g,牛膝 15g,防风 15g,附子 10g(先煎),茯苓 30g,甘草 10g,土茯苓 20g,木瓜 15g。

7 剂,上方以水 800mL 煎至 200mL,餐后温服,每日 1 剂。

嘱患者注意保暖,避免碰冷水,可配合艾灸等治疗。

三诊: 2018 年 3 月 26 日。

全身多关节疼痛明显改善,压痛改善,活动自如,怕风怕冷症状好转,二便调,纳眠可,舌红,苔薄白,脉滑数。

继续维持原方,巩固治疗,病情稳定。

按语: 本案属中医"痹证"范畴。患者年老体衰,为久痹历节之证,乃病久正虚,风寒湿侵入筋骨关节,营卫不利,气血凝涩所致,以身体瘦弱,关节肿大、变形、剧烈疼痛,气短头晕为特征。因风寒湿侵入日久,有渐次化热之象,故用桂枝芍药知母汤祛风除湿,温经散寒,滋阴清热。本方由麻黄汤、桂枝汤、甘草附子汤诸方化裁而成,桂枝为主药,善于温经通脉,调和营卫。知母药性苦寒而质不燥,既能清气分实热,又能清肾经虚火,清热不伤正,滋阴不恋邪。附子行药势为开痹之大剂,防风祛风除湿,薏苡仁、茯苓健脾祛湿除痹。桂枝、芍药、知母、炙甘草合用养阴清热,调和营卫,充益五脏之气,和血脉,利湿消肿。麻黄、附子、桂枝合用,温阳散寒、祛风止痛。加牛膝引药下行,并活血通,强筋骨。全方共奏通阳行痹、祛风逐湿、和营止痛之效。

(黄　琳)

痹证案 16

黄某,女,42 岁。发病节气:立夏。

初诊时间: 2018 年 5 月 7 日。

主诉: 双手近端关节疼痛半年。

现病史: 半年前,患者出现右手近端指间关节疼痛,呈间断性,夜间加重,活动后减轻,于药店购买"麝香壮骨膏"贴敷 1 周后,症状缓解。3 个月前,由于更换工作,继而从事餐饮业,常直接接触冷水,双手近端指间关节反复出现疼痛,下雨天及夜间加重,贴敷膏药后效果不佳。1 周前,持续阴雨天气,双手近端指间关节疼痛加重,持续不能缓解,今来院就诊。现症:双手近端指间关节肿痛,部位固定,肌肉酸痛,麻木,右手指关节肿胀微热,屈伸不利,无畸形,无发热畏寒,纳眠可,小便可,大便黏,舌淡红,苔白腻,脉缓。

西医诊断:关节炎。

中医诊断:痹证(着痹)。

治法:散寒祛湿,通络止痛。

方药:薏苡仁汤加减。

薏苡仁 15g,炮苍术 15g,独活 10g,桂枝 10g,防风 10g,当归 10g,川芎 10g,甘草 5g,生姜 5g,白花蛇舌草 15g。

共 7 剂,每日 1 剂,分温二服。

服上方后,指间关节疼痛持续时间缩短。

二诊:2018 年 5 月 14 日。

双手近端指间关节疼痛仍在,但左侧手指疼痛程度明显减轻,肌肉麻木酸痛感消失,右手指关节肿胀缓解,活动较前好转,2 天前受凉,时有发热,无汗怕冷,舌淡红,苔白,脉弦紧。

薏苡仁 15g,炮苍术 15g,独活 10g,桂枝 10g,防风 10g,当归 10g,川芎 10g,甘草 5g,生姜 5g,白花蛇舌草 15g,麻黄 10g。

共 7 剂,每日 1 剂,分温二服。

服上方后,微微发汗,无发热。

三诊:2018 年 5 月 21 日。

左侧手指间疼痛消失,右侧受凉后轻微疼痛,无肿胀,无发热恶寒,舌淡,苔薄白,脉浮。

薏苡仁 15g,炮苍术 15g,独活 10g,桂枝 10g,防风 10g,当归 10g,川芎 10g,甘草 5g,生姜 5g,白花蛇舌草 15g。

共 7 剂,每日 1 剂,分温二服。

按语:此案属于中医"痹证"范畴。《素问·痹论》云:"风寒湿三气杂至,合而为痹,其风气胜者为行痹,寒气胜者为痛痹,湿气胜者为着痹也。"此案患者双手近端指间关节重痛,部位固定,肌肉酸痛,麻木,右手指关节肿胀,屈伸不利,无畸形,无发热畏寒,纳眠可,小便可,大便黏,舌淡红,苔白腻,脉缓。考虑患者双手长期接触湿冷之物,寒湿侵入经络,影响气血循行,筋肉关节失养则麻木酸痛;湿邪重着黏腻,易阻遏阳气,导致关节肿胀微热、重着,大便黏腻。治以薏苡仁汤散寒祛湿,通络止痛。薏苡仁汤出自《类证治裁》,方中薏苡仁、苍术健脾祛湿,防风、羌活、独活祛风胜湿,川乌、麻黄、桂枝、生姜温经散寒止痛,当归、川芎养血活血,有"治风先治血,血行风自灭"之意,甘草健脾和中。一诊时用薏苡仁汤加减,去除了麻黄、羌活、川乌,加入白花蛇舌草清热祛湿。服用后,二诊时关节疼痛缓解,复感风寒,加入麻黄祛风散寒。三诊时,湿邪已去除大半,外感症状消失。

(黄　琳)

痹证案 17

冯某,女,62 岁。发病节气:寒露。

初诊日期: 2016 年 10 月 24 日。

主诉: 全身多关节疼痛 6 年余。

现病史: 患者 6 年前无明显诱因出现全身多关节疼痛,疼痛以双膝关节为甚,疼痛呈持续性,不伴晨僵,遇寒加重。现症:双膝关节、手指关节疼痛,遇寒加重,关节稍僵硬,无口干口苦,纳一般,眠尚可,二便可,舌暗淡,苔白腻,脉沉紧。

西医诊断: 类风湿关节炎。

中医诊断: 痹证(痛痹)。

治法: 散寒除湿,通络止痛。

方药: 自拟散寒除湿通痹汤加减。

桂枝 15g,白芍 15g,知母 15g,鸡血藤 30g(先煎),薏苡仁 30g,豨莶草 30g,秦艽 15g,熟地黄 20g,伸筋草 15g,昆明山海棠 15g(先煎)。

14 剂,上药加水 800mL,煮取 250mL,温服,两日 1 剂。

二诊: 2016 年 11 月 28 日。

患者双膝关节、手指关节疼痛较前改善,遇寒加重,关节僵硬改善,无口干口苦,纳改善,眠尚可,二便可,舌淡暗,苔薄白,脉沉紧。

考虑患者症状改善,关节仍恶风寒,予适当减少药味,加用乌梢蛇以搜风通络止痛。

桂枝 15g,白芍 15g,乌梢蛇 15g,鸡血藤 30g(先煎),薏苡仁

30g,昆明山海棠 15g(先煎),甘草 10g。

14 剂,上药加水 800mL,煮取 250mL,温服,两日 1 剂。

按语:本案属中医"痹证"范畴。"痹"有闭阻不通之义,因风、寒、湿、热等外邪侵袭人体,闭阻经络,气血不能畅行,引起以肌肉、筋骨、关节等酸痛、麻木、重着、伸屈不利,甚或关节肿大灼热等为主要临床表现。因本案患者双膝关节、手指关节疼痛,遇寒加重,关节稍僵硬,舌暗淡,苔白腻,脉沉紧,虑寒湿痹阻关节所致,故以散寒除湿、通络止痛为法。首诊自拟散寒除湿通痹汤加减以治。方中桂枝温阳通经,为君药;臣以白芍敛阴止痛,知母滋阴清热,昆明山海棠祛风除湿,活血止痛;薏苡仁健脾除湿,豨莶草、秦艽祛风散寒除湿,鸡血藤、熟地黄养血活血通络,伸筋草舒筋活络,共为佐药。其中,昆明山海棠是我国特有的抗风湿中草药,为雷公藤属植物,具有祛风除湿、活血舒筋之效。研究表明,昆明山海棠中含有的生物碱、萜类及其糖苷类化合物等具有抗炎、免疫抑制等作用。鸡血藤,苦、甘、温,归肝、肾经,具有活血补血、调经止痛、舒筋活络等功效。现代药理表明,雷公藤、鸡血藤药物中所含木犀草素、山奈酚、雷公藤甲素、甘草查尔酮 A 等 70 种活性成分,可能通过信号转导与转录活化因子 3、丝裂原活化蛋白激酶 1、丝裂原活化蛋白激酶 14 等 120 个核心靶点,发挥治疗类风湿关节炎的作用。二诊时,诉症状好转,考虑患者症状改善,关节仍恶风寒,予适当减少药味,加用乌梢蛇搜风通络止痛以收功。

(简健麟)

痹证案 18

黄某,女,45 岁。发病节气:霜降。

初诊日期:2017 年 10 月 25 日。

主诉:反复双手指关节疼痛 3 年余,加重 1 周。

现病史:患者 3 年前开始出现双手指关节疼痛,当时未予重视,未行系统诊治。疼痛症状反复,逐渐出现晨僵,握拳乏力,遂至我院查类风湿因子为 84U/mL,抗环瓜氨酸肽抗体为 610RU/mL,诊断为类风湿关节炎,给予免疫抑制剂治疗,目前维持甲氨蝶呤 5mg,每周 1 次;来氟米特 10mg,每日 1 次。现症:患者精神尚可,双侧手指关节少许肿胀疼痛,无晨僵,握拳乏力,无恶寒发热,无头晕头痛,无口干口苦,无胸闷心悸,纳一般,眠可,小便调,大便偏烂,舌淡红,苔白微腻,脉弦细。

西医诊断:类风湿关节炎。

中医诊断:痹证(着痹)。

治法:散寒除湿,活血通络。

方药:薏苡仁汤。

薏苡仁30g,麻黄10g,桂枝10g,羌活10g,独活10g,当归10g,生姜10g,川芎10g,防风10g,苍术15g。

7剂,水煎服,日1剂,早晚分服。

二诊:2017年11月1日。

药后患者偶有双腕关节疼痛,遇冷加重,上方基础上加昆明山海棠15g,附子10g(先煎),续服7剂,观其疗效。

三诊:2017年11月8日。

药后患者诉关节活动好,疼痛较前明显减轻,守上方。

按语:本案属于中医"痹病"范畴。《黄帝内经》云"风寒湿三气杂至,合而为痹"。痹证为邪气痹阻经络,气血运行不畅所致,故祛邪活络、缓急止痛为本病的治疗原则。因邪气有偏胜,祛邪通络又各有重点。此案患者以关节肿胀为主,伴少许疼痛,大便溏,舌淡红,苔白微腻,脉弦细,四诊合参,虑寒湿为主,血脉瘀滞。故以散寒除湿、活血通络为法,予薏苡仁汤加减。方中薏仁、苍术祛湿运脾,疏利经络;麻黄、桂枝、生姜、羌活、独活、防风祛风散寒胜湿,通痹止痛;川芎、当归活血通络,祛瘀止痛。二诊时,诉双腕关节疼痛,遇冷加重,虑寒邪作祟,上方基础上加昆明山海棠、附子以温经散寒。纵观所治,须知痹证有所同,亦有所不同,需善辨其邪气之所偏,正气之所存。

(徐 娟)

二、燥痹案

燥痹案 1

陈某,男,48岁。发病节气:大雪。

初诊日期：2018 年 12 月 10 日。

主诉：反复全身多关节疼痛 20 年，口渴、腹泻 5 天。

现病史：患者有类风湿关节炎病史 20 年余，长期于广州某医院及我院门诊就诊，常因阴雨天、天气变化时等关节疼痛再发并加重，发作时多予激素及消炎止痛药治疗，症状可缓解，未规范治疗。5 天前患者诉口渴引饮，饮不止渴，小便频数，呕吐胃内容物 1 次，腹泻，便质稀烂，色黄，日 2～3 次，舌红，苔少，脉细数。

西医诊断：类风湿关节炎，继发干燥综合征。

中医诊断：燥痹（肺胃津伤，虚火上炎）。

治法：滋养肺胃，清降虚火，生津止渴。

方药：麦门冬汤加减。

麦冬 20g，党参 15g，石斛 15g，葛根 15g，甘草 5g。

早晚温服。两剂不效。

二诊：2018 年 12 月 22 日。

患者症见面红，精神疲倦，口唇焦裂，口渴难忍，腹泻，无腹痛，头晕，非天旋地转样，恶心欲呕，乏力，胃纳不馨。舌质红，苔黄，脉数。李燕林教授查房后观其脉症，辨其为里热炽盛，气阴耗伤，证类消渴病上消证，予白虎加人参汤清胃热、养气阴。

石膏 30g，知母 15g，甘草 5g，粳米 10g，西洋参 15g。

早晚温服，1 剂。次日查房时，患者诉口渴引饮症状好转，小便量多，活动时头晕，恶心减轻。续原方 3 剂，早晚温服。

三诊：2018 年 12 月 26 日。

患者诉再次出现唇干口燥、口苦，大便次数多。细思其症，初期患者有恶心呕吐、不欲饮食、口干口苦，此为病在少阳，少阳枢机不利，胆热郁于上所致，又有腹泻，此为里证，病在太阴所致，《伤寒论》太阴病提纲为"太阴之为病，腹满而吐，食不下，自利益甚，时腹自痛，若下之，必胸下硬结"。证合柴胡桂枝干姜汤证。

柴胡 25g，桂枝 10g，干姜 5g，瓜蒌皮 15g，黄芩 10g，黄连 5g，煅牡蛎 10g（先煎），炙甘草 10g，牡丹皮 15g。

2 剂，早晚温服，日 1 剂。

四诊：2018年12月28日。

患者仍诉口干咽燥,腹泻,小便频数,饥不欲食,舌红少苔,脉细数,考虑胃阴不足,予麦门冬汤清养肺胃,益胃生津。

北沙参40g,麦冬15g,山药30g,玉竹30g,鸡内金10g,丹参30g,白术10g,石榴皮20g。

3剂,腹泻止,口干愈,胃纳馨,诸证若失。随访半年,未曾复发。

按语：患者初用麦门冬汤效果不佳,因患者面红、口唇焦裂,舌红苔黄,当为里热实证,《伤寒论》第168条曰:"伤寒,若吐,若下后,七八日不解,热结在里,表里俱热,时时恶风,大渴,舌上干燥而烦,欲饮水数升者,白虎加人参汤主之。"此时用白虎加人参汤,方证相合,故患者症状改善。《绛雪园古方选注》曰:"石膏辛寒,仅能散表热,知母甘苦仅能降里热,甘草、粳米仅能载药留于中焦,若胃经热久伤气,气虚不能生津者,必须人参养正回津,而后白虎汤乃能清化除燥。"服药后期,患者症状反复,盖因石膏为苦寒败胃之品,加之患者平素胃纳不佳,有脾胃不足之基,则脾胃津液更伤,脾难升清。虽然口苦口干、不欲饮食、腹泻等症似少阳兼里寒证,但是转用柴胡桂枝干姜汤未效,皆因患者为胃阴不足更甚之故。胃阴不足,津不上承,则口干咽燥,无力受盛化物,则饥不欲食,舌红、少苔、脉细数为阴虚内热之象,此时更宜麦门冬汤。再予沙参、玉竹、鸡内金、山药、白术等滋阴清热健脾开胃之药,再佐以石榴皮涩肠止泻,则用之效可立见。

患者行唇线活检示干燥综合征。以顽固性口干症状为主要表现的干燥综合征临床较多见,但治疗极为棘手,目前机制尚未明确。本病错综复杂,须综合分析。本案凭中医一己之力,症状得到控制,随访半年,未曾复发,可见,中医辨证准确,治病求本,疗效不可小觑。

（庞　捷）

燥痹案2

余某,女,38岁。发病节气:秋分。

初诊日期：2019年9月28日。

主诉：口眼干3年余,加重1月余。

现病史: 患者 3 年前无明显诱因下出现口眼干。1 个月前再发加重,出现口燥咽干、口渴引饮,饮后无缓解,小便频,眼干涩,心烦,耳鸣,盗汗,胃纳不馨,便溏,眠差。外院查 SSA(++),ANA(+),有慢性扁桃体炎,大小便正常。察患者脸颊潮红,形体消瘦,舌红,少苔,脉细。

西医诊断: 干燥综合征。

中医诊断: 燥痹(阴虚津少)。

治法: 脾肾双补,益气生津。

方药: 玉液汤加减。

山药 15g,葛根 20g,天花粉 10g,知母 15g,鸡内金 10g,五味子 10g,黄芪 15g,栀子 5g。

7 剂,水煎服,日 1 剂,早晚分服。

二诊: 2019 年 10 月 8 日。

患者诉眼干较前好转,但口渴引饮较甚,已无心烦,偶有干咳,仍有耳鸣,小便次数较前减少,舌红,苔少,脉细。上方去栀子,增太子参 15g 补肺生津。续服 7 剂。

三诊: 2019 年 10 月 15 日。

患者诉诸症状较前好转,续用前方,葛根增至 30g 以加强生津之功。续服 10 剂,巩固疗效。

按语: 此案属中医"燥痹"范畴。玉液汤选自《医学衷中参西录》,其曰:"消渴一证,多由于元气不升,此方乃升元气以止渴者也。"患者本证类消渴病上消证,燥邪客居体内耗伤阴液,且脾不升清,胃燥津亏可见口渴引饮、胃纳不馨;心肝阴虚则见眼干、心烦;阴虚相火异动可见耳鸣、盗汗;脾肾两虚可见便溏、尿频;故治宜脾肾双补,益气生津。方中黄芪、山药补气健脾,促脾散精,输布津液以止渴;葛根升阳,助黄芪升脾气以实大便;知母、天花粉滋阴清热,润燥止渴;鸡内金健胃消食;栀子除烦;五味子滋肾生津以止咳、缩尿。诸药合用,共奏脾肾双补、益气生津之功。药后患者心烦症状改善,予除栀子防其苦寒伤胃;增太子参强其生津之功;三诊后强化葛根生津之功,升脾精,补真阴,益气生津。

(郭文燕)

三、痛风案

痛风案 1

郑某,男,37 岁。发病节气:霜降。

初诊日期: 2018 年 10 月 22 日。

主诉: 反复双膝关节疼痛 3 年,再发 1 天。

现病史: 患者有痛风病史 3 年余,每年间或发作 3～4 次,常因进食海鲜、动物内脏等诱发加重,发作时则予消炎止痛药治疗,症状可缓解,未规范行降尿酸治疗。1 天前,因进食海鲜之后再发关节疼痛,查血尿酸 512μmol/L。现症:双膝关节红肿热痛,呈刀割样,活动受限,口渴欲饮,饮食胃口可,大小便正常,舌淡紫,苔黄腻,脉滑。

西医诊断: 痛风性关节炎急性发作。

中医诊断: 痛风(湿热内蕴)。

治法: 清热利湿,通络止痛。

方药: 白虎加桂枝汤加减。

桂枝 10g,石膏 20g,知母 15g,土茯苓 30g,萆薢 15g,牛膝 30g,车前草 30g,赤芍 10g,生地黄 30g,薏苡仁 30g,姜黄 10g,甘草 15g。

5 剂,水煎服,日 1 剂,早晚分服。

二诊: 2018 年 10 月 29 日。

药后患者关节疼痛明显缓解,关节肿胀较前改善,皮温正常,可下床活动,舌红,苔白腻,去桂枝、石膏,加苍术 10g 燥湿健脾,续服 5 剂。

三诊: 2018 年 11 月 5 日。

药后关节疼痛症状进一步改善,关节无肿胀,活动自如,按二诊方续服 7 剂巩固疗效。嘱患者定期复诊,多饮水,适当功能锻炼,低嘌呤、低脂饮食,避免食用动物内脏、啤酒等物。

按语: 本案属中医"痛风"范畴。患者平素嗜食肥甘厚腻之品,损伤脾胃,脾胃亏虚,积湿成热,湿热流注关节、肌肉、关节,痹阻经络,故见关节疼痛,屈伸不利;湿邪重浊黏滞,故痛有定处;舌质淡紫乃痹证日久瘀血阻络所致,舌淡紫、苔黄腻、脉滑为湿热内蕴之征象。以白虎加桂枝汤为基础方,方中桂枝疏风通络;石膏、知母清热,土茯苓、薏苡仁、草薢、车前草利湿消肿;赤芍、生地黄、姜黄活血止痛,牛膝强筋骨,活血通络,引药下行,甘草益气和中,调和诸药。二诊时加苍术以加强健脾燥湿之力。纵观其治:湿热流连关节,渗湿于下,清热于中,不令湿热相搏于内,夹风则祛风,夹瘀则活血。

（徐　娟）

痛风案 2

李某,女,34 岁。发病节气:寒露。

初诊日期: 2019 年 10 月 15 日。

主诉: 反复双膝关节、踝关节肿痛 2 年,再发 2 天。

现病史: 患者于 2 年前无明显诱因出现双膝关节及双踝关节疼痛。曾在我院住院治疗,诊断为"痛风性关节炎",予消炎止痛、降尿酸治疗后症状好转出院。出院后一直在门诊随诊,病情稳定。现症:患者述双踝关节红肿热痛 2 天,活动受限,口渴喜饮、口干口苦,大便干结,小便黄,舌红苔黄,脉滑数。查尿酸 568μmol/L。

西医诊断: 痛风性关节炎。

中医诊断: 痹证(湿热蕴结)。

治法: 清热祛湿,通络止痛。

方药: 四妙散加减。

苍术 15g,牛膝 15g,黄柏 10g,薏苡仁 20g,百合 20g,木瓜 10g,鸡血藤 15g,青风藤 10g。

7 剂,水煎服,日 1 剂,早晚分服。

二诊: 2019 年 10 月 24 日。

患者现关节红肿消退,偶有轻微疼痛,舌红,苔腻,脉弦滑。

苍术 15g,牛膝 15g,黄柏 10g,薏苡仁 20g,百合 20g,木瓜 10g,鸡血藤 15g,青风藤 10g,土茯苓 20g。

7 剂,水煎服,日 1 剂,早晚分服。

按语: 此案属于中医"痛风"范畴。虑此案患者为湿热痹阻经络、关节而发病。经络、关节蓄热,故见关节红肿灼热,痛不可近,口渴喜饮,口干口苦,大便干结,小便黄,舌红苔黄,脉滑数。故以清热祛湿、通络止痛为治法。方拟四妙散加减,此方出自《成方便读》,由苍术、黄柏、牛膝、薏苡仁四味药组成。方中黄柏为君,长于清下焦湿热;苍术为臣,辛散苦燥,健脾燥湿;牛膝补肝肾,强筋骨,活血通经,同时为佐、使药;薏苡仁渗湿泄浊,导湿热于小便出,为佐药。《本经逢原》曰:"丹溪言牛膝能引诸药下行。"故牛膝在本方中也作为身体下部疾病的引经药。方中加入鸡血藤、青风藤等藤类药物,可以增强祛风通络之功。加木瓜增强清热祛风之功效。相关研究表明,百合中含有秋水仙碱,具有消炎止痛的功效,主要用于治疗痛风性关节炎急性发作。

(黄　琳)

痛风案3

周某,男,55岁。发病节气:白露。

初诊日期:2018年9月13日。

主诉:反复双侧腕、肘关节肿痛3年。

现病史:患者平素喜饮酒及过食肥甘海鲜厚味,3年前开始反复出现双手、双肘关节肿痛,在当地医院检查提示尿酸高。平素未进行规律治疗,只在发作时使用止痛药(具体不详)。现症:神志清,神疲乏力,双侧腕、肘关节僵硬、肿胀,可见痛风石形成,暂无破溃,肤温不高,时有腰部酸痛,口干,无口苦,小便正常,大便干,舌质暗红,苔白滑,脉沉细。

西医诊断:痛风性关节炎。

中医诊断:痛风(肝肾亏虚,痰瘀痹阻)。

治法:滋补肝肾,化痰祛瘀止痛。

方药:六味地黄汤合四君子汤加减。

熟地黄15g,山茱萸15g,茯苓20g,牡丹皮15g,党参20g,白术10g,甘草10g,威灵仙30g,夏枯草20g,鸡血藤20g,桑枝15g。

7剂,水煎服,日1剂,早晚分服。

二诊:2018年9月22日。

患者复诊,现乏力较前好转,关节活动可,稍畏风怕冷,无腰痛,小便正常,大便干燥,舌苔白滑,脉沉细。

熟地黄15g,山茱萸15g,茯苓20g,牡丹皮15g,党参10g,白术

10g,甘草10g,威灵仙15g,土茯苓30g,萆薢15g。

7剂,水煎服,日1剂,早晚分服。

按语: 本案属于中医"痛风"范畴。痛风的主要病机为先天禀赋不足,后天调养不当,治疗上大多分急性期及慢性期,急性期以湿热及寒湿之邪入侵为主,治疗多祛除外邪等致病因素,慢性期多为脏腑不足导致痰瘀等病理产物产生,多从调理肝、脾、肾入手以祛瘀化痰等。此案患者处于慢性期,四诊合参,辨为肝肾亏虚、痰瘀痹阻证,故以六味地黄汤为基础加减。方中熟地黄、山茱萸滋补肝肾,滋阴润燥;四君子汤中四味药物补气健脾;牡丹皮、鸡血藤活血祛瘀;威灵仙祛风除湿通经络;桑枝通利关节;夏枯草清肝泄热散结。而且西医药理研究提示威灵仙、萆薢、土茯苓具有一定增加尿酸排泄、降低血尿酸水平的作用。参贯中西,以求治法。

(黄　琳)

痛风案4

简某,男,67岁。发病节气:小雪。

初诊日期: 2016年12月2日。

主诉: 反复多关节疼痛10年余,再发3天。

现病史: 患者于10年余前无明显诱因出现多关节发作性肿痛,每次呈单关节发作,累及包括双侧第1跖趾关节在内的多个关节,曾于外院诊断为"痛风",一直未予规律治疗。3天前患者无明显诱因再次出现右侧第1跖趾关节红肿热痛,活动受限,行走困难,无晨僵,无皮疹,无恶寒发热,无口腔溃疡,无咳嗽气促,无腹痛腹泻,纳可,眠差,小便黄,大便正常,近期体重无明显变化。

西医诊断: 痛风性关节炎。

中医诊断: 痛风(湿热蕴结)。

治法: 清热利湿止痛。

方药: 白虎加苍术汤加减。

苍术15g,知母15g,石膏30g,粳米15g,甘草10g,土茯苓30g,薏苡仁30g,威灵仙30g,续断15g,杜仲20g,生姜10g。

10剂,取水1000mL,煮取250mL,温服,日1剂。

二诊:2016 年 12 月 16 日。

患者右侧第 1 跖趾关节疼痛基本缓解,诉双膝关节上下楼稍乏力,无恶寒发热,无口腔溃疡,无咳嗽气促,无腹痛腹泻,纳眠可,二便正常,舌淡红,苔白腻,脉滑。

考虑患者关节疼痛基本缓解,处于痛风发作间歇期,双膝关节上下楼屈伸乏力,提示局部筋骨不足,而膝为筋之会,肝主筋,故治疗改以补益肝肾为主,以独活寄生汤为主方加减。

独活 10g,桑寄生 10g,当归 10g,川芎 10g,桂枝 15g,白芍 15g,茯苓 15g,牛膝 15g,黄芪 15g,炙甘草 10g,党参 15g,生地黄 20g。

10 剂,取水 800mL,煮取 250mL,温服,日 1 剂。服药后,疼痛缓解。

按语:本案属中医"痛风"范畴。结合患者痛风发作及间歇期症状,四诊合参,考虑为平素肾虚湿热之体,感外邪而发。在急性期予白虎加苍术汤加减,如《本事方释义》中所说:"知母气味苦寒,入足阳明;甘草气味甘平,入足太阴;石膏气味辛寒,入手太阴、足阳明;苍术气味苦辛温,入足太阴;白粳米气味甘平,入手足太阴。以苦寒、辛寒之药清其暑;以辛温雄烈之药燥其湿,而以甘平之药缓其中,则贼邪、正邪皆却,病自安矣。"同时,注重固护本虚之实质,加续断、杜仲补肝肾、强筋骨,土茯苓、薏苡仁、威灵仙清热除湿通络,生姜温中以防药性过凉。进入间歇期后以补益肝肾,活血养筋为主,拟独活寄生汤为主方。

(简健麟)

四、大偻案

大偻案 1

陈某,男,35 岁。发病节气:秋分。

初诊日期:2019 年 10 月 27 日。

主诉:再发腰痛 1 个月。

现病史:患者为体力劳动者,平素劳累后出现腰骶部疼痛。1 个月前在雨中作业,当晚则恶寒发热,头痛身重,项背强直,肌肉酸痛。经对症治疗后感冒症状消失,遗留背脊肌肉僵硬,腰部冷痛,以下腰、骶髂部为主,弯腰活动受限,受天气变化影响,阴雨天加重。辅助检查:HLA-B27 阳性。骶髂关节 CT 示轻度骶髂炎。

现症:背脊肌肉僵硬,腰部冷痛,以下腰、骶髂部为主,弯腰活动受限,小便清长,便溏,舌淡有齿痕,苔白腻,脉沉。

西医诊断:强直性脊柱炎。

中医诊断:大偻(寒湿阻络)。

治法:温阳散寒,祛湿通络。

方药:甘姜苓术汤加减。

茯苓 20g,干姜 10g,炙甘草 10g,苍术 10g,威灵仙 10g,羌活 10g。

7 剂,水煎服,日 1 剂,早晚分服。

二诊:2019 年 11 月 3 日。

患者诉服药后腰痛较前缓解,大便正常,1～2 次 / 日,舌淡有齿痕,苔白,脉沉。上方续服 7 剂,巩固疗效。

按语:此案属中医"大偻"范畴。《金匮要略·五脏风寒积聚病脉证并治》云:"肾着之病,其人身体重,腰中冷,如坐水中,形如水状,反不渴,小便自利,饮食如故,病属下焦。身劳汗出,衣里冷湿,久久得之,腰以下冷痛,腹重如带五千钱,甘姜苓术汤主之。"此提出了"肾着"的概念,应认为寒湿腰痛者当用甘姜苓术汤。本病例患者深秋受寒湿邪后出现恶寒发热、项背强硬等外感症状,经对症治疗后外感症状消失,但肾受寒湿闭阻于内,阻滞气血经脉,则见腰背反复冷痛、便溏等寒湿痹阻经络之象,符合肾着汤证,故用甘姜苓术汤加减,培土制水,温阳散寒,祛湿通络。方中干姜味辛性热,温中散寒、通脉;茯苓健脾渗湿;苍术易白术增强其燥湿之效;威灵仙祛风止痛;羌活渗湿止痛;炙甘草补气和中,调和诸药。全方共奏散寒祛湿之痛之功。寒湿除,则腰痛止。

(郭文燕)

大偻案 2

郭某,男,45 岁。发病节气:立秋。

初诊日期:2019 年 8 月 10 日。

主诉:反复全身多关节疼痛 9 年余。

现病史：患者 9 年前在外院诊断为强直性脊柱炎，规律用药（具体治疗不详细），症状反复并进行性加重。为求中医治疗，现来我院门诊就诊。现症：全身多关节疼痛，疼痛以腰背部为甚，不能弯腰，疼痛呈持续性，夜里腰背部疼痛加重，甚至疼醒，早晨起床翻身费力，颈部活动受限，脚踝处轻微肿胀，稍疼痛，经常感到疲劳，乏力，精神较差，偶有头晕头痛，无恶寒发热，无胸闷胸痛，无腹胀腹泻，纳差，眠差，二便调，舌淡暗，苔薄白，脉弦细。

西医诊断：强直性脊柱炎。

中医诊断：大偻（寒湿痹阻）。

治法：祛风除湿，散寒通阳。

方药：桂枝芍药知母汤加减。

桂枝 10g，白芍 20g，知母 10g，牡丹皮 15g，麻黄 10g，牛膝 15g，桑寄生 20g，丹参 15g，独活 10g，甘草 5g，茯苓 15g，羌活 10g。

7 剂，水煎服，日 1 剂，早晚分服。

二诊：2019 年 8 月 20 日。

患者关节疼痛较前减轻，腰部偶有疼痛，晨起为甚，疼痛呈持续性，腰背部肌肉酸楚疼痛，早晨起床翻身仍费力。颈部活动受限较前好转，可轻微弯腰，但仍疼痛，脚踝处稍肿胀，无疼痛。上午精神可，下午疲劳乏力，仍有头晕，暂无头痛，无恶寒发热，无胸闷胸痛，无腹胀腹泻，纳差，眠差，二便调，舌淡暗，苔薄白，脉弦细。

桂枝 10g，白芍 20g，知母 10g，牡丹皮 15g，独活 10g，甘草 5g，土茯苓 15g，葛根 20g，木瓜 15g，续断 10g，杜仲 10g。

7 剂，水煎服，日 1 剂，早晚分服。

三诊：2019 年 8 月 29 日。

患者关节疼痛进一步改善，腰部偶有疼痛，晨起为甚，腰背部肌肉酸楚疼痛，早晨起床翻身较前轻松自如，颈部活动受限较前好转，能弯腰，脚踝处稍肿胀，无疼痛。精神好转，睡眠质量可，仍有头晕，暂无头痛，无恶寒发热，无胸闷胸痛，无腹胀腹泻，纳可，二便调，舌淡暗，苔薄白，脉弦细。

桂枝 10g,白芍 20g,知母 10g,牡丹皮 15g,麻黄 10g,牛膝 15g,桑寄生 20g,丹参 15g,独活 10g,甘草 5g,土茯苓 15g,葛根 20g,木瓜 15g,续断 10g,杜仲 10g。

7 剂,水煎服,日 1 剂,早晚分服。嘱患者如无明显不适,可维持原方继续治疗。

按语: 此案属于中医"大偻"范畴。四诊合参,虑此案患者腰痛与风寒湿等外邪入侵有密切的关系,故以桂枝芍药知母汤为基础方,此方出自《金匮要略》:"诸肢节疼痛,身体尪羸,脚肿如脱,头眩短气,温温欲吐,桂枝芍药知母汤主之。"本方以桂枝芍药知母汤加减为主方,原方去生姜、白术、附子、防风,在此基础上加入牡丹皮、丹参补气活血,牛膝、桑寄生补益肝肾,强筋壮骨,独活、羌活均为祛风湿、止痹痛之要药,兼以茯苓助脾之健运,湿热得化。服药后,患者关节疼痛好转,主要以腰背部、颈项部疼痛,活动受限为主,故在上方的基础上改茯苓为土茯苓,加入葛根、木瓜、续断、杜仲,土茯苓可通利关节;木瓜舒筋活络,和胃化湿;续断、杜仲能增强补肝肾、强腰膝之功。

（黄 琳）

五、痿证案

痿证案 1

高某,女性,54 岁。发病节气:大雪。

初诊日期: 2018 年 12 月 7 日。

主诉: 肢体痿软 2 月余。

现病史: 缘患者 5 个月前因天气炎热至山间小溪涉水游玩,当天夜间突起恶寒发热,上半身闷热,下肢自觉冰冻,自服解热药后身热已退,下肢冷感缠绵不愈。2 个月后患者下肢冰凉感消失,下肢肌肉出现萎缩,后来愈发严重,行动困难。其间多处求医,西医药物治疗配合肢体康复锻炼后下肢肌肉较前有力,能生活自理。但患者欲求恢复病前状态,故到此就诊。现症:双下肢轻度凹陷性水肿,股四头肌、腓肠肌萎缩,心烦,神疲乏力,自觉午后潮热,口中黏腻,口渴喜饮冷,纳差眠可,小便黄赤,味骚臭,大便黏腻不爽,舌红,苔白厚腻,脉弦滑。

西医诊断:肌肉萎缩待查。

中医诊断:痿证(湿热内蕴)。

治法:清利湿热,醒脾强筋。

方药:四妙丸加减。

苍术10g,佩兰10g,黄柏5g,牛膝20g,薏苡仁40g,茯苓20g,藿香10g,茵陈20g。

5剂,水煎服,日1剂,早晚分服。嘱患者若出现腹泻症状,则中止服药。清淡饮食,多摄入如鱼、鸡蛋、牛奶等优质蛋白食物,继续进行肢体肌肉康复锻炼。

二诊:2018年12月12日。

患者诉服药后下肢软弱无力感较前好转,神疲乏力感同前,口苦口黏感已基本消失,纳食稍进,眠一般,小便正常,大便稍烂,舌红苔薄白,脉缓,查体示肌肉萎缩基本同前。改补中益气汤加减。

黄芪15g,炒薏苡仁30g,牛膝10g,党参10g,柴胡10g,升麻10g,白术10g,当归10g,山药15g,茯苓15g,法半夏10g,陈皮6g,炙甘草6g。

30剂,水煎服,日1剂,早晚分服。

三诊:2019年1月9日。

患者诉双下肢有力,活动轻松,查体示肌肉渐丰,嘱前方继续服7剂巩固疗效,不适随诊。

按语:本案属中医"痿证"范畴。缘患者贪凉喜冷,于炎热时分涉水游玩,感受寒湿之邪,日间因阳气尚足故未见不适,至夜间阴气渐长,阳气郁阻,体内正邪相争故发恶寒发热,上身闷热而下肢厥逆。寒湿日久,郁阻经络,蕴而化热,浸淫筋脉。又因湿热内困脾胃,水谷精气无以布散全身,清气不升,筋脉无养,发而成痿。观其脉症,思患者如今邪壅经脉,当以祛邪为先,拟方四妙丸加减以清利湿热,醒脾强筋。四妙丸载于清代《成方便读》,由丹溪之二妙散加薏苡仁及牛膝而成,善走下焦清热除湿,临床多用治湿热下注所致的肢体经络病。本方中苍术苦温,燥湿健脾,苍术可驱动体内气机,气行则血行,气血运行无阻则经络通也;黄柏苦寒,清热燥湿,其除下焦湿热之力佳;二者配伍,李东垣曾言此"乃治痿要药"。牛膝活血引火下行,善走而不善守,《本草新编》中描述其"善走十二经络,宽筋骨……引诸药下走"。薏苡仁利水渗湿,清热除痹,《本草纲目》称其为"阳明药","筋骨之病,以治阳明为本,故拘挛筋急,风痹者用之"。藿香、佩兰芳香辟秽,二者相伍能增强其振奋脾胃之气之力,祛除困阻脾胃湿浊之邪,促进脾胃运化水谷之功,生养肌肉。茯苓宁心,益脾胃、利水渗湿,《本草经解》描述其"味甘和脾,气平和肺,肺脾和平,七情调矣……甘平淡渗,能燥脾伐水清金,入肺通水道,下输膀胱,则火有去路……水道通利以利小便",其入肺、脾,小肠三经,为太阳渗利之品,主补脾气,利水渗湿,兼清内困湿热;茵陈味苦微寒,专理溲便,为膀胱之剂,功专清利湿热,退黄疸,与茯苓合用以清利湿热邪痹,健脾祛湿,二药清热利湿祛邪而不伐人之正气,正邪兼顾。总而论之,本方清利湿热,醒脾强筋助机体祛邪以生养肌肉,乃念祛邪之力甚强,恐其伤正,故嘱患者若出现腹泻伤脾阳等症状,则停药,中病即止。

二诊时,患者湿热症状基本消失,思其因脾虚湿困日久,清阳不升,水谷精未布,筋脉肌肉未得濡养。早在《素问·太阴阳明论》就论述脾病曰"筋骨肌肉皆无气以生,故不用焉",亦如《三因极一病证方论》中云"痿则属五内气不足之所为也",现代国医大师邓铁涛同样认为治疗痿证当贯穿补气益脾之本,故拟方用补中益气汤加减补益中气,使后天生化有源。加之《证治汇补·痿躄》中曰"……湿痰内停,客于经脉,使腰膝麻痹……所谓土太过,令人四肢不举是也",增法半夏燥湿化痰,续用牛膝引药下行。本方旨在健运脾胃,恢复患者脾胃功能,使得后天生化有源,化生气血,输精散布四末,丰养肌肉。

(郭文燕)

痿证案 2
卢某,女,43 岁。发病节气:大暑。
初诊日期:2019 年 7 月 26 日。

主诉：双侧眼睑、双下肢浮肿半年，四肢乏力1月余。

现病史：患者半年前开始出现双侧眼睑、双下肢浮肿，当时无泡沫尿、无胸闷气促，浮肿症状较前进行加重。1个月前开始出现四肢乏力，以四肢近端明显，按之稍有疼痛，在我院门诊就诊查肝功能提示转氨酶明显升高，遂收入院治疗。患者现精神良好，左侧眼睑轻度浮肿，双下肢轻度浮肿，四肢乏力、疼痛，行走后加重，四肢上抬受限，无身目黄染，无发热恶寒，无头晕头痛，无腹泻，无恶心呕吐，无嗳气反酸，无口干口苦，无胸闷胸痛，无心慌气促，无咳嗽咳痰，有身倦乏力，纳食一般，睡眠一般，二便调。近3个月体重较前减轻3kg，舌淡，苔薄白，脉弦。

西医诊断：转氨酶升高，肌无力待查。

中医诊断：痿证（肝失疏泄，横逆犯胃）。

治法：理气解郁，和胃降逆。

方药：柴胡疏肝散加减。

柴胡10g，枳壳10g，川芎10g，香附10g，苏梗10g，白芍15g，陈皮10g，法半夏15g，甘草10g。

上方加水800mL，煎至200mL，温服，日1剂，早晚各一次。

予9剂中药后，患者左侧眼睑浮肿减轻，四肢乏力、疼痛，行走后加重，四肢上抬受限仍存在。我科会诊考虑肌炎，遂于2019年8月3日转入我科治疗。

初考虑患者情志不遂，肝失疏泄，气机阻滞，横逆犯胃，胃失和降所致，予以理气解郁，和胃降逆。

二诊：2019年8月6日。

转入我科后见患者舌淡，苔薄白，脉弦，考虑患者脾肾亏虚兼有外实，故而四肢乏力疼痛。本病本虚标实，标实尚未解，治疗上以解肌清热为原则，拟柴葛解肌汤加减。

柴胡10g，葛根5g，黄芩10g，白芷10g，白芍15g，白术20g，石膏15g，茯苓15g，甘草5g，伸筋草15g，宽筋藤15g。

上方加水800mL，煎至200mL，温服，日1剂，早晚各一次。

三诊：2019年8月13日。

予中药7剂后，上肢仍有疼痛，左眼睑浮肿较前明显好转，双下肢浮肿较前减轻,下肢乏力、疼痛减轻,行走尚可,四肢上抬尚可。续前方再投 7 剂。

四诊: 2019 年 8 月 21 日。

患者精神一般,上肢疼痛较前减轻,左眼睑无明显浮肿,双下肢浮肿减轻,下肢乏力、疼痛减轻,行走尚可,四肢上抬尚可,有疼痛,稍有活动受限,无身目黄染,无发热恶寒,无头晕头痛,无腹泻,无恶心呕吐,无嗳气反酸,无口干口苦,无心慌气促,无咳嗽咳痰,有身倦乏力,纳眠一般,二便调。

细思其症,患者服柴葛解肌汤后症状有所改善,但未见显效,舌淡,苔薄白,脉弦,考虑外实表证仍未解除,遂予葛根汤加减解肌清热舒筋。

桂枝 15g,白芍 15g,生姜 5g,黑枣 10g,甘草 5g,葛根 30g,知母 15g,羌活 10g,麻黄 10g。

以上方加水 500mL 煎至 150mL,温服,日 1 剂。

予 2 剂后患者双眼眼睑、双下肢无浮肿,双上肢疼痛减轻,无明显活动受限,下肢乏力较前明显改善,疼痛减轻,行走尚可。遂继续予中药 10 余剂内服。

五诊: 2019 年 9 月 4 日。

患者精神一般,双眼眼睑无浮肿,四肢无明显疼痛,上肢活动稍受限,行走尚可,患者仍诉乏力,无身目黄染,无发热恶寒,无头晕头痛,无腹泻,无恶心呕吐,无嗳气反酸,无口干口苦,无心慌气促,无咳嗽咳痰,纳眠一般,二便调。查体:舌淡,苔薄白,脉弦。患者仍觉乏力,考虑患者中焦升举之力不足,遂予以益气升陷为法,以升陷汤加减而成。

黄芪 20g,知母 10g,柴胡 5g,桔梗 5g,升麻 5g。

上方加水 800mL,煎至 200mL,温服,日 1 剂。

予上方 2 剂后,患者乏力好转,其余症状皆好转。后继续予此方 5 剂内服,患者症状明显好转,遂出院。

按语: 初期予患者柴胡疏肝散效果不佳,因其诸症当为外感表实证。故而予柴葛解肌汤后症状稍有缓解。但表证仍未清除。患者眼睑、四肢浮肿为风水相搏证,并有四肢乏力、疼痛、活动受限,病在太阳,经气被阻,津液不得输布,筋肉失于濡养。此时予葛根解肌汤,方证相合,故患者症状改善。葛根解肌散邪,生津通络,麻黄、桂枝疏散风寒,发汗解表,羌活增其疏风之力,知母、芍药、甘草生津养液,缓急止痛,生姜、黑枣调和脾胃,鼓舞脾胃生发之气。诸药相配,共成辛凉解肌、兼清里热之剂。表证已解,但病久易伤全身之气,人之大气虽在胸中,实则统摄全身,今大气下陷,全身无所统摄,故而肢体乏力,此时予升陷汤升阳举陷,方证相应,故患者症状好转。黄芪配升麻、柴胡升阳举陷,知母凉润,桔梗载药上行。全方共奏益气升陷之效。

(庞　捷)

痿证案 3

马某,女,25 岁。发病节气:寒露。

初诊日期:2018 年 10 月 10 日。

主诉:全身酸痛乏力 3 天。

现病史:患者 3 天前无明显诱因出现乏力、全身肌肉酸痛,入院当天已无法起床。入住 ICU 后病情迅速进展,10 月 15 日出现吞咽困难,张口说话困难,无大小便失禁,诊断不排除多发性肌炎可能。予以甲强龙 500mg,每天一次冲击,丙种球蛋白 20mg,每天一次,治疗 3 天,并留置胃管及营养支持,肌力未见好转,但病情亦未进一步加重,遂转回风湿科专科治疗。查体:无向阳性皮疹、Gottron 征、甲周病变、技工手,呼吸稍促,心肺查体无特殊。构音欠清晰,示齿,鼓腮,软腭上提无力,四肢近端肌力 1 级,远端 4级,四肢腱反射(−),病理征(−),脑膜刺激征(−)。辅助检查:心酶 3 项:CK 9391U/L、CK-MB 426U/L、LDH 3232U/L,免疫五项、ANCA 组合、肿瘤标志物和 ANA、自免 17 项、基因检测和肌电图正常。抗肌炎谱抗体 16 项:抗 Ku 抗体 IgG(++),抗 Ro-52 抗体 IgG(+++)。颅脑 MR 和脑脊液常规、生化及寡克隆区带等检查未见异常。为进一步明确诊断,遂于 2018 年 10 月 19 日行右臂三角肌肌肉组织活检术,病理报告回复提示光镜下苏木素 - 伊红(HE)染色见肌肉纤维明显大小不等,部分肌纤维内可见脂滴空泡,并见变性坏死肌纤维。肌内膜及肌束膜纤维脂肪组织增生不明显,炎症细胞浸润不明显,油红 O 染色下见脂滴含量明显增多,抗肌萎缩蛋白表达阳性。电镜下见肌组织呈萎缩、变性、坏死改变,细胞内脂滴明显增多、堆积,局灶线粒体增多、堆积、明显肿胀、空化。活检结果符合代谢性肌病中的脂质沉积性肌病。立即予调整治疗方案,减少激素用量并逐渐停用,同时使用维生素 B_2 20mg,左卡尼汀 2g,两者均以每日 3 次治疗。现症:神疲乏力,四肢难举,头不可抬,口难张,少气懒言,口干,二便调,纳差,舌红瘦,苔薄,脉弦细。

西医诊断:脂质沉积性肌病。

中医诊断:痿证(脾失健运,中阳下陷,气血亏虚)。

治法:补益气血,升提中阳。

方药:补中益气汤加减。

黄芪 50g,人参 10g,升麻 5g,柴胡 10g,当归 10g,陈皮 10g,白术 10g,千斤拔 30g,甘草 5g。

上方加水 800mL,煎至 200mL,温服,日 1 剂,早晚各一次。

患者服上药后即觉肌力、乏力较前好转;至 5 周,可勉强取靠椅坐位,不能翻身,下肢肌力 3 级,上肢肌力 4^+ 级,精细动作进步;至 8 周,可翻身,下肢肌力 4 级,上肢肌力 5 级;至 10 周,可翻身,独立坐位,下肢肌力 4^+ 级,上肢肌力 5 级,故返回老家,效不更方,一直守原方治疗。2019 年 11 月患者主动电话报喜已能扶杖行走,电话随访,至今安好。

按语:脂质沉积性肌病是一种极为罕见性遗传代谢性疾病,是因脂肪代谢途径中的酶缺陷,而导致的脂肪沉积在肌纤维内的一类肌病,多为常染色体隐性遗传,故根据脂质沉积性肌病(LSM)不同的基因特征又可分为四型,临床上,本病主要表现为持续性肌无力、横纹肌溶解及运动不耐受。西医治疗,LSM 以补充肉碱及核黄素为主要方案,既往报道还有使用中小剂量类固醇皮质激素者,但激素的具体治疗作用机制目前尚不明确。该例患者完善肌肉活检等相关检查,明确诊断后,即更改治疗方案,同时合用中药治疗,获效颇佳。

患者以四肢难举为主症,辨病当为痿证。病之初起症见乏力、四肢肌肉酸痛,此为精血不得濡养于肌腠所致。后患者肌力明显下降,刻诊见少气懒言,口干,舌红瘦,苔薄,脉弦细,为脾失健运,中阳下陷,气血亏虚之证。脾为中土,斡旋气机,主升清,若脾失健运,不升则降,即见中气下陷之象;升降失调,清浊混杂,则导致浊物沉积;脾运化失司,则气血无以化生,四肢筋骨失养,发为本病。针对病机,方选东垣补中益气汤,且重用黄芪为君药。黄芪味甘,性微温,可补脾气,培土生金,亦可益肺气;再配伍人参、白术、甘草等甘温之品,补其中气,升其中阳。当归补血益阴,陈皮理胸中清浊相干之乱气,且防诸药滞满。升麻、柴胡能引胃中精气上行,升清阳,降浊阴,挽救中气下陷之势,同时能引黄芪、人参甘温之气上行,补胃气而实皮毛,卫外固表。千斤拔通络止痛。全方药简力专,王道缓图,中虚得补,元气得复。现代药理学研究显示,黄芪药效成分包括黄芪多糖、黄酮、皂苷等,其中黄芪多糖和黄芪皂苷可促进各种细胞因子分泌,加速正常抗体生成,这一类物质具有增强非特异性免疫、体液免疫、细胞免疫功能的作用,且具有免疫调节及诱生干扰素的能力。

(李　李)

第三节　内科杂症案

一、胃脘痛案

胃脘痛案 1

罗某,女,76 岁。发病节气:大雪。

初诊日期: 2019 年 12 月 7 日。

主诉: 上腹部疼痛 1 周。

现病史: 患者因尿毒症在我科规律透析治疗。近 1 周出现上腹部隐痛不适,按压减轻,喜饮温水,无恶心呕吐,饮食胃纳可,无尿,大便正常,舌淡红,苔少,脉细滑。

西医诊断: 胃炎。

中医诊断: 胃脘痛(中焦虚寒)。

治法: 温中补虚,和里缓急。

方药: 小建中汤加减。

桂枝10g,白芍20g,生姜10g,黑枣10g,炙甘草10g,麦芽糖30g(自备)。

3剂,水煎服,日1剂,饭前服。

二诊: 2019年12月11日。

药后患者诉腹痛缓解。

按语: 本案属于中医"胃脘痛"范畴。《顾氏医镜·胃脘痛》曰:"须知拒按为实,可按者为虚……喜寒者多实,爱热者多虚……"据其脉证,腹部隐痛、喜按,故知其虚,喜温知其寒,寒虚相合,脏腑失和,故胃脘痛。小建中汤出自《伤寒论》,取其温中补虚,缓急止痛之功。方中用麦芽糖替代饴糖温中补虚、甘甜缓急;桂枝温阳散寒;芍药和营益阴,炙甘草调中益气,两者合用又可缓急止痛;生姜温中散寒、黑枣补益脾胃,与炙甘草相合,三者合用又可调理脾胃。因方证相应,故取效甚捷。

(杨文钦)

胃脘痛案2

潘某,男,40岁。发病节气:立冬。

初诊日期: 2019年11月9日。

主诉: 胃脘部疼痛2天。

现病史: 患者既往有慢性肾炎病史。5天前有腹泻多次,后服用止泻药物后逐渐缓解,2天前开始胃脘部疼痛,按压加重,自服雷贝拉唑肠溶胶囊等护胃药物未见缓解,遂到我院求诊。刻下症:胃脘部疼痛,按压加重,小便正常,大便1天未解,舌红,苔黄,脉沉滑。

西医诊断: 急性胃炎。

中医诊断: 胃脘痛(湿热蕴结)。

治法: 清热化湿止痛。

方药: 小陷胸汤合芍药甘草汤加减。

黄连10g,法半夏10g,瓜蒌皮15g,瓜蒌仁15g,木香5g(后下),白芍20g,炙甘草10g。

5剂,水煎服,日1剂,早晚分服。

二诊: 2019年11月15日。

药后患者胃脘痛缓解,嘱以后注意饮食,不可食用刺激胃的食物,避免熬夜、情绪抑郁或激动。

按语:本案属于"胃脘痛"案。《顾氏医镜·胃脘痛》曰:"须知拒按为实,可按者为虚……喜寒者多实,爱热者多虚……"据其脉证,胃脘痛,按压加重,可知其邪实,舌红苔黄,脉沉滑,乃湿热内蕴之象。《伤寒论》曰:"小结胸病,正在心下,按之则痛,脉浮滑者,小陷胸汤主之。"上方瓜蒌皮加瓜蒌仁甘寒,清热涤痰,宽胸散结,臣以黄连苦寒泄热除痞,法半夏辛温化痰散结。木香行气调中止痛,白芍、炙甘草,合用酸甘化阴,可缓急止痛,也防香燥之药伤阴之弊。诸药合用起到清热化痰止痛之功。方证合一,故取效甚捷。

（杨文钦）

二、口咸案

李某,男,52岁。发病节气:雨水。

初诊日期: 2019年3月4日。

主诉: 口咸1月余。

现病史: 患者是我院规律透析患者。近1个月出现口中泛咸,唾沫少而黏腻,不欲饮食,浑身乏力,精神憔悴,少许咽痛,痰少而黏,无恶心呕吐,无腹胀,无胸闷气促,无尿,大便尚可,舌淡红,苔白腻,脉细滑。

西医诊断: 口中异味。

中医诊断: 口咸（肾水上泛）。

治法: 温补脾肾。

方药: 四君子汤加减。

党参15g,白术10g,茯苓15g,炙甘草10g,苏叶5g,益智仁15g。3剂,水煎服,日1剂,分二次温服,餐后服。

二诊: 2019年3月7日。

自诉口咸减轻,胃纳改善,续进前方3剂。

三诊: 2019年3月11日。

口咸大减,胃纳转佳,精气神氤氲化生。续进前方以观后效。此后多次复诊,调理巩固月余而安。

按语: 本案属于"口咸"案。何故口咸?肾者,其味咸,主水,藏精于下,今夫肾气亏虚不足以行藏精主水之功,肾中寒水之邪循少阴肾经上泛,故口中咸、咽痛。土克水,若脾土健运,本可制寒水逆乱,今夫肾水上泛为害,此乃脾气亦虚之故。故见纳差、乏力、痰液内生之象。因其先后天皆虚,精血生化不足,故身形渐瘦,羸弱不堪。观其舌脉,舌淡红,无热象,苔白腻,水邪为害,脉细滑,精血不足兼痰湿内蕴。故治以温补脾肾为主,方取四君子汤加减。方中四君子汤出自《太平惠民和剂局方》,中正平和,补泄相兼,健脾制水,加益智仁温补脾肾,兼以固涩,以制肾中寒水上泛,苏叶轻灵疏解,有宽中醒脾、化解黏腻之效。纵观全方,简洁轻灵,直达病所,故诸症亦随之而解。

（杨文钦）

三、胁痛案

梁某,女,62岁。发病节气:霜降。

初诊日期: 2019年11月5日。

主诉: 两侧胁部疼痛1周。

现病史: 患者既往在我科规律透析治疗,1周前无明显诱因下出现两胁部疼痛,呈持续性,隐痛为主,时有加剧,伴少许口干、口苦,无尿,大便正常,舌淡红,苔薄白,脉弦。

西医诊断: 肋间神经痛。

中医诊断: 胁痛(邪阻少阳)。

治法: 和解少阳。

方药: 小柴胡汤加减。

柴胡25g,法半夏10g,党参10g,炙甘草10g,黄芩10g,生姜10g,大枣10g。

3剂,水煎服,日1剂,早上服用。

二诊: 2019年11月12日。

药后患者胁痛改善欠佳,伴咽热,大便偏少,舌淡红,苔薄白,脉弦。虑邪气留结,非理气不能祛之,予小柴胡汤加减,上方减柴胡用量,加香附。

柴胡15g,法半夏10g,党参10g,炙甘草10g,黄芩10g,生姜

10g,大枣 10g,香附 10g。

3 剂,水煎服,日 1 剂,早上服用。

三诊:2019 年 11 月 16 日。

药后胁痛明显改善,无咽热,按二诊方续服 3 剂巩固疗效,嘱患者调情志,慎饮食。

按语:本案属于"胁痛"案。辨别六经,知邪之所在,方求其治法。因肝居胁下,经脉布于两胁,胆附于肝,其脉亦循于胁。因见胁痛、口干、口苦、脉弦,始虑邪在少阳,故初诊予小柴胡汤。方中柴胡透解少阳邪热,疏达经气;黄芩清泄邪热;法半夏散结气;党参、炙甘草扶助正气,抵抗病邪;生姜、大枣、炙甘草,三者和胃气,生津。二诊,患者诉效果欠佳,反思肝胆互为表里,虑邪气从少阳,内结肝经,单和解少阳已不能取效,故上方减柴胡,加入香附,取类柴胡疏肝散,以散肝经之气结。更方后,药证对应,方取其功。

(杨文钦)

四、虚劳案

虚劳案 1

黄某,男,61 岁。发病节气:霜降。

初诊日期:2019 年 11 月 5 日。

主诉:乏力、畏寒、纳差、消瘦半年。

现病史:患者既往有痛风病史。近半年,患者出现疲倦乏力,畏寒,添衣可好转,纳差,逐渐消瘦,无恶心欲吐,无腹胀腹痛,大便成形,小便色白,舌红,苔根黄腻,脉弱。

西医诊断:消瘦待查:营养不良?

中医诊断:虚劳(脾肾亏虚,湿热内结)。

治法:益肾健脾,清利湿热。

方药:予肾气丸合知柏地黄丸加减。

肉桂 5g(后下),附子 5g(先煎),熟地黄 15g,山茱萸 10g,山药 10g,牡丹皮 10g,茯苓 15g,知母 10g,黄柏 5g,泽泻 10g,党参 10g,紫苏 5g。

5 剂,水煎服,日 1 剂,早晚分服。

二诊：2019 年 11 月 12 日。

药后患者乏力、畏寒改善，胃纳好转，舌红，舌根稍黄腻，脉弱，效不更方，续服 14 剂。

三诊：2019 年 11 月 26 日。

药后精神可，无疲倦乏力，无畏寒，纳眠可，大便成形，小便色白，无腹胀，消瘦无进一步加重，效不更方，续服 14 剂。

之后原方前后调理 3 月余，患者精神可，无诉不适，体重基本保持稳定。

按语：本案属于中医"虚劳"。疲倦乏力、纳差、消瘦，脾气亏虚可知，畏寒、脉弱，肾阳不足可知，舌红，苔根黄腻，夹有湿热可知。何以湿热？脾肾亏虚，水湿不化，内蕴化热所致。《医宗必读·虚劳》曰："夫人之虚，不属于气，即属于血，五脏六腑，莫能外焉。而独据脾肾者，水为万物之元，土为万物之母，二脏安和，一身皆治，百疾不生。"故治以益肾健脾、清利湿热为法，方以肾气丸合知柏地黄丸加减。方中附子辛热，温阳补火，肉桂辛温，补肾阳，两者共为君药；熟地黄、山茱萸、山药、党参，四者滋肾健脾养肝，为臣以助肾之藏精；泽泻、茯苓散湿，牡丹皮化瘀，黄柏、知母清热燥湿滋阴为佐，佐以臣之祛邪；苏叶行气宽中，以解药物之滞胃，以助药物之透达，为使。诸药合用，以达益肾健脾、清利湿热之功。

（杨文钦）

虚劳案 2

崔某，女，82 岁。发病节气：雨水。

初诊日期：2019 年 2 月 22 日。

主诉：畏寒、乏力 1 月余。

现病史：患者因尿毒症长期我科规律透析治疗。近 1 个月出现畏寒，乏力，纳差等不适，无头晕头痛，无腹胀腹痛，无恶心呕吐，无胸闷气促，无尿，大便正常，舌淡红，苔白，脉细滑。

西医诊断：尿毒症。

中医诊断：虚劳（肾阳亏虚，脾气亏虚）。

治法：温肾补气。

治法：四逆汤加减。

附子 10g（先煎），干姜 10g，炙甘草 10g，党参 15g。

3 剂，水煎服，日 1 剂，早上服用。

二诊：2019 年 3 月 11 日。

药后患者畏寒、纳差症状好转，续进前方 3 剂巩固疗效。

按语：本案属于"虚劳"。患者长期透析，正气日亏，畏寒，知其阳之不足，乏力，知其气之不足，参以舌脉，虑其肾阳亏虚、脾气亏虚，《医宗必读·虚劳》曰："夫人之虚，不属于气，即属于血，五脏六腑，莫能外焉。而独据脾肾者，水为万物之元，土为万物之母，二脏安和，一身皆治，百疾不生。"故以四逆汤加党参为方。方中附子大辛大热，温壮元阳，破散阴寒，为君药。干姜，温中散寒，助阳通脉，为臣药。党参健脾益气，生津，为佐药。炙甘草之用有三：一则益气补中，以治虚寒之本；二则缓和干姜、附子峻烈之性；三则调和药性，使药力持久。故甘草为佐使药。

（杨文钦）

五、发热案

发热案 1

陈某，男，74 岁。发病节气：芒种。

初诊日期：2020 年 8 月 12 日。

主诉：反复发热 20 余天。

现病史：患者既往有脑梗死病史 17 年余，规律血液透析 6 年余，2020 年 6 月 14 日因"反复咳嗽咳痰 1 周余，气促 1 天"入住 ICU，予以抗感染、气管切开等治疗后好转，于 2020 年 7 月 18 日转入我科，转入我科后继续予以规律血液透析、改善贫血、补充营养、抗感染等治疗。经治疗，患者反复发热 20 余天，痰培养检查示无菌生长。刻下症：浅昏迷状，四肢肌力 0 级，气管切开接人工鼻中流量吸氧，发热，最高体温 39℃，汗出，咯白色痰，痰黏难咯，间断呕吐，无尿，大便日 1 次，质烂，舌淡红，苔薄白，脉滑。

西医诊断：发热待查：肺炎？

中医诊断：发热（太少合病）。

治法：和解少阳，调和营卫。

方药：小柴胡汤合桂枝汤加减。

柴胡 30g，党参 15g，黄芩 15g，生姜 15g，黑枣 20g，姜半夏 15g，炙甘草 10g，桂枝 20g，白芍 15g。

3 剂，水煎服，日 1 剂，早晚分服。

二诊：2020 年 8 月 15 日。

药后热势多在 38℃，汗出，舌淡红，苔薄白，然痰黏难以咳出，加强化痰之力。

柴胡 30g，党参 15g，黄芩 15g，生姜 15g，黑枣 20g，姜半夏 15g，炙甘草 10g，桂枝 20g，白芍 15g，浙贝母 15g，知母 15g，桔梗 15g。

5 剂，水煎服，日 1 剂，早晚分服。

三诊：2020 年 8 月 20 日。

服药后热势稳定于 37.3℃，原方加人参 15g 继续服用 5 剂热退。

按语：本案属中医"发热"范畴。《伤寒论》96 条："五六日，往来寒热，胸胁苦满，嘿嘿不欲饮食，心烦喜呕，或胸中烦而不呕，或渴，或腹中痛，或胁下痞硬，或心下悸、小便不利，或不渴、身有微热，或咳者，小柴胡汤主之。"张仲景《伤寒论》亦云："伤寒中风，有柴胡证，但见一证便是，不必悉具。"寒热往来，间断呕吐，邪犯少阳之征，发热、汗出，中风之象，四诊合参，故辨证属"太少合病"。予小柴胡汤合桂枝汤加减。方中柴胡苦平，入肝胆经，为少阳经之专药，既透泄少阳半表之邪外散，又疏泄少阳气机之郁滞，为君药。黄芩苦寒，清泄少阳半里之热，为臣药。君臣相配，使少阳之邪外透内清，是和解少阳的基本结构。胆气犯胃，胃失和降，桂枝加芍药，调和营卫，亦为君臣；佐以半夏、生姜和胃降逆止呕，且生姜又制法半夏毒；邪入少阳，久病正气本虚，故又佐以党参、黑枣益气健脾，既扶正以祛邪，又御邪内传。炙甘草助参、枣扶正，且能调和诸药，为使药。诸药合用，以和解少阳为主，兼和胃气，使邪气得解，枢机得利，胃气调和，则诸症自除。二诊，虑其病患发热日久，必伤津耗气，且痰浊蕴肺，予以知母滋阴，桔梗宣肺祛痰，浙贝母化痰。

（安海文）

发热案 2

王某,男,42 岁。发病节气:芒种。

初诊日期:2020 年 6 月 19 日。

主诉:反复低热 6 年余。

现病史:患者 6 年前开始出现低热,症状反复,在多家医院就诊未能确诊,曾查脑脊液、骨髓穿刺活检等未见明显异常。曾服用糖皮质激素治疗,热势稍减。2018 年就诊服中药后发热消退。现再发低热半月。刻下症:发热时有恶寒,少许咳嗽,颈项疼痛,腰膝酸软,神疲乏力,恶心欲呕,胃纳不佳,舌淡红,苔白腻,脉弦。

西医诊断:发热待查。

中医诊断:发热(邪在少阳)。

治法:和解少阳,散寒解表。

方药:小柴胡汤加减。

柴胡 25g,法半夏 10g,炙甘草 10g,黄芩 15g,生姜 15g,黑枣 10g,桂枝 10g,党参 10g,滑石 20g,香薷 10g。

7 剂,水煎服,日 1 剂,早晚分服,并嘱其调畅情志。药后热退。

按语:本案属中医"发热"范畴。低热的原因较多,病机复杂,变化多端,要依据临床表现审因论治。本案患者以反复低热为主要表现,往来寒热,同时兼有微有咳嗽,颈项疼痛,神疲乏力,恶心欲呕,胃纳不佳等症状,舌淡红,苔白腻,脉弦。病机是以邪在少阳,枢机不利为主。正邪分争于少阳半表半里之位,故见往来寒热。邪入于少阳,致其枢机不利,胆热犯胃之由,故见时有恶心、胃纳不佳。正气亏虚,湿邪内生故见神疲乏力、纳差,苔白腻。太阳风寒余邪未了,故咳嗽、颈项疼痛。故予小柴胡汤加减。《伤寒论》第 96 条:"五六日,往来寒热,胸胁苦满,嘿嘿不欲饮食,心烦喜呕,或胸中烦而不呕,或渴,或腹中痛,或胁下痞硬,或心下悸、小便不利,或不渴、身有微热,或咳者,小柴胡汤主之。"方中柴胡透泄少阳之邪从外而散,疏泄气机之郁滞,黄芩助柴胡以清少阳邪热,柴胡升散,得黄芩降泄,则无升阳劫阴之弊;桂枝解表之风寒,法半夏、生姜降逆和胃,党参、大枣扶助正气,脾正气旺盛,则邪无内向之机,可以直从外解;滑石、香薷祛湿清热;炙甘草调和诸药。诸药合用,共奏和解少阳之功。服用7剂,配合心理疏导,效果良佳。

(林芬娜)

发热案3

陈某,男,22岁。发病节气:夏至。

初诊日期:2020年7月20日。

主诉:全身多关节疼痛不适2个月,发热20天。

现病史:患者2个月前突发全身关节疼痛不适,20天前患者开始出现高热,关节疼痛加重,起居出行困难,西医予以消炎止痛对症治疗,中医予以祛湿通络(薏苡仁汤)加减,药后未解,遂到我处求诊。刻下症:头痛,全身关节疼痛不适,起居出行困难,高热,龟头、腹股沟多发皮疹(有冶游史),瘙痒,口干口苦,纳差,眠差,大便日行一次,不成形,易黏滞厕所。舌红,苔黄腻,脉弦。

西医诊断:①强直性脊柱炎;②支原体尿道炎;③湿疹。

中医诊断:发热(肝胆湿热)。

治法:清肝利胆,清热祛湿。

方药:龙胆泻肝汤加减。

龙胆草15g,泽泻15g,车前子15g,通草10g,当归10g,地黄15g,柴胡30g,甘草5g,栀子15g,黄芩15g,僵蚕15g。

5剂,水煎服,日1剂,早晚分服。予以莲藤消炎止痒散兑水外洗皮疹处,西药予曲安奈德益康唑乳膏外涂患处,多西环素治尿道炎。

二诊:2020年7月26日。

药后关节疼痛好转,头痛缓解,纳好转,体温约在38℃,效不更方,续进5剂。

三诊:2020年8月2日。

关节疼痛缓解,可缓慢行走,无发热,纳好转,外阴皮疹好转,继续予以莲藤消炎止痒散兑水外洗患处,曲安奈德益康唑乳膏外涂。

按语:本案辨病属中医"发热"范畴。金代刘完素认为外感热病的病因主要是火热病邪,主张"热病只能作热治,不能从寒医",治疗"宜凉不宜温"。吴谦等认为:"胁痛口苦,耳聋耳肿,乃胆经之为病也。筋痿阴湿,热痒阴肿,白浊溲血,乃肝经之为病也。"病患有冶游史,感受邪毒,瘀滞经络,不通则痛,下注会阴则见皮疹,久则郁结化火,则见高热。方选龙胆泻肝汤加减。方中龙胆草泻肝胆之火,以柴胡为肝使,以甘草缓肝急,佐以芩、栀、通、泽、车前子大利前阴,使诸湿热有所以出也。然皆清肝之品,若使病尽去,恐肝亦伤也,故又加当归、生地黄补血以养肝,盖肝为藏血之脏,补血即所以补肝也。更加僵蚕增清除经络郁火、通经活络之功。诸药合用,共奏清肝利胆、清热祛湿之功。

(安海文)

六、腹痛案

腹痛案 1

罗某,女,65 岁。发病节气:处暑。

初诊日期:2020 年 9 月 5 日。

主诉:规律血液透析 10 年余,腹痛 1 天。

现病史:患者行规律血液透析 10 年余。既往长期饮用冰冻之水。1 天前,透析过程中开始出现腹痛、绞痛,脐周为主,喜按,呕吐,呕吐黄色酸水,四肢时有冷感,大便每日 1 次,色黄成形,面色无华,口干口渴,纳差,失眠,无疲倦乏力,无头晕头痛,无腹胀,舌淡红,苔干白腻,舌中有裂纹,脉沉细弱。

西医诊断:胃炎。

中医诊断:腹痛(中虚脏寒)。

治法:温中补虚,缓急止痛。

方药:小建中汤加减。

桂枝 15g,生姜 15g,白芍 15g,饴糖 20g,炙甘草 10g,大枣30g,茯苓 30g。

3 剂,水煎服,日 1 剂,早晚分服。

二诊:2020 年 9 月 9 日。

药后腹痛解,纳可,腹胀,大便量少,嘱不可饮用冰冻之水。续予以小建中汤加减。

桂枝 15g,生姜 15g,白芍 15g,饴糖 20g,炙甘草 10g,大枣30g,茯苓 30g,枳实 15g,厚朴 15g。

5 剂,水煎服,日 1 剂,早晚分服。

三诊: 2020 年 9 月 16 日。

药后无腹痛,纳可,腹胀缓解,大便日行一次,成形,继续予以小建中汤巩固 5 剂。

按语: 本案辨病属中医"腹痛"范畴,《素问》曰:"寒气客于肠胃之间,膜原之下,血不得散,小络引急,故痛。"该病患长期饮用冰冻之水,感受寒气,透析过程中诱发疼痛,脐周疼痛,喜按,纳差,冷饮时疼痛加剧,属虚寒,无下利表现,无大便实,病不在三阳,无但欲寐的表现,病不在少阴,定位在太阴脾,予小建中汤。《金匮要略》曰:"虚劳里急,悸,衄,腹中痛,梦失精,四肢酸疼,手足烦热,咽干口燥,小建中汤主之。"故一诊予小建中汤加茯苓。方中重用甘温质润之饴糖为君,温补中焦,缓急止痛。臣以辛温之桂枝温阳气,祛寒邪;酸甘之白芍养营阴,缓肝急,止腹痛。佐以生姜温胃散寒,大枣补脾益气,茯苓健脾渗湿。炙甘草益气和中,调和诸药,是为佐使之用。其中饴糖配桂枝,辛甘化阳,温中焦而补脾虚;芍药配甘草,酸甘化阴,缓肝急而止腹痛。七药合用,温中补虚缓急之中,蕴有柔肝理脾,益阴和阳之意,用之可使中气强健,阴阳气血生化有源,故以"建中"名之,不通则痛。二诊时加枳实、厚朴通腑行气止痛。故取良效。

(安海文)

腹痛案 2

杨某,女,42 岁。发病节气:立夏。

初诊日期: 2018 年 5 月 10 日。

主诉: 腹痛、大便不通 3 天。

现病史: 患者 3 天前出现腹痛,大便未解,伴胃脘胀闷,精神较疲倦,恶心欲呕,无水肿,小便尚可,舌淡红,苔厚腻,脉弦。

西医诊断: 腹痛待查:肠功能紊乱?

中医诊断: 腹痛(肝脾不调,血瘀湿聚)。

治法: 调和肝脾,和血利湿。

方药: 当归芍药汤加减。

法半夏 10g,茯苓 20g,白术 20g,白芍 15g,泽泻 10g,川芎 15g,枳实 15g,厚朴 15g,当归 15g,甘草 5g。

3 剂,水煎服,日 1 剂,早晚分服。

二诊: 2018 年 5 月 15 日。

药后患者腹痛缓解,可自行排出大便,无须费力,胃脘得舒,无恶心呕吐,仍有疲倦乏力,舌淡红苔白,脉弦滑。

党参 15g,茯苓 20g,白术 15g,白芍 15g,黄芪 20g,川芎 15g,枳实 15g,厚朴 15g,当归 15g,甘草 5g。

5 剂,水煎服,日 1 剂,早晚分服。

按语: 本案属中医"腹痛"范畴。该患者以腹痛为主要表现,四诊合参,虑其肝郁脾虚,气机不畅,气虚血瘀,湿邪内停所致。方用当归芍药散加减治疗。当归芍药散见于《金匮要略》,分别见于《妇人妊娠病篇》及《妇人杂病篇》。此方气血同治,方中白芍苦、酸、甘、微寒,归肝、脾经,有养血调经、柔肝止痛、敛阴止汗之功。川芎为血中之气药,活血行气,且行气不伤气,芍、芎二药共启和血行气通便之效。加之当归活血养血;白术入脾,健脾益气祛湿,通利大便;茯苓、泽泻健脾利水通便,枳实、厚朴破结下气以通脘气,法半夏降逆止呕;甘草调和诸药。诸药合用,共奏调和气血之功,且药性和缓,无毒副作用,老幼体弱均宜用之。二诊时,患者服药 3 剂后大便已通,遗留疲倦乏力,故去法半夏、泽泻,加党参、黄芪健脾补中益气以巩固疗效,续服 5 剂,终收全功。

(林芬娜)

七、喘证案

喘证案 1

吴某,女,67 岁。发病节气:雨水。

初诊日期: 2020 年 3 月 1 日。

主诉: 反复咳嗽气促 2 月余,加重 5 天。

现病史: 患者有少许气促 3 年余,未予重视。5 天前气促加重,于当地医院 ICU 住院急救,并于 2020 年 3 月 1 日由当地医院转入我院 ICU 抢救治疗,经治疗脱离呼吸机后转入我科。刻下症:疲倦乏力,气促,活动后加重,静卧时不明显,口苦,口渴不欲饮,纳可,眠可,双下肢无浮肿,无发热,大便每日 3~4 次,色黄质烂,舌红,苔白腻,脉沉细。

西医诊断:①抗合成酶抗体综合征;②间质性肺炎。

中医诊断:喘证(大气下陷)。

治法:益气升陷。

方药:升陷汤加减。

茯苓 20g,黄芪 30g,知母 15g,桔梗 10g,山茱萸 10g,升麻 10g,柴胡 10g。

7 剂,水煎服至 200mL,日 1 剂,早晚分服。

二诊:2020 年 3 月 25 日。

药后病患自觉气促有所缓解,口干口苦,上腹部时有隐痛,大便仍每日 3~4 次,质烂,舌红,苔白腻。继续予升陷汤加减。

茯苓 20g,黄芪 30g,知母 15g,桔梗 10g,山茱萸 20g,升麻 5g,柴胡 10g,五味子 10g。

5 剂,水煎服至 200mL,日 1 剂,早晚分服。

三诊:2020 年 4 月 5 日。

服药后气促症状进一步改善,可下地脱离氧气行走约 50m,大便每日 1 次,成形,上腹部疼痛不适缓解,无明显口干口苦,按二诊方续服 7 剂巩固疗效,嘱患者循序渐进地增加行走距离,进食容易消化的食物。

按语:本案辨病属中医"喘证"范畴,辨证属"大气下陷"。此患者重病后,疲倦乏力、气促,活动后加重,大便每日 3~4 次,色黄质烂,舌红,苔白腻,脉沉细,此乃脾气亏虚,大气下陷之象。病位在胸,张锡纯作解为"以膈上之大气,人于膈下之脏腑,非下陷乎?大气既下陷,无气包举肺外以鼓动其同辟之机,则呼吸顿停,所以不病而猝死也"《医学衷中参西录》曰"升陷汤治胸中大气下陷"。因此选升陷汤加减,黄芪为补气之要药,张锡纯擅用黄芪,认为其补气亦能升气。柴胡为少阳之药,能引大气下陷者自左上升,升麻为阳明之药,能引大气下陷者自右上升。桔梗,因病位在胸,桔梗为药中之舟楫,能载诸药之力上达胸中,故用之为向导也。佐滋阴清热的知母,制黄芪之温燥。借柴胡、升麻、桔梗之升提之性,使下陷之气上达至胸中,从而达到大气归源的作用。方中加入山茱萸补虚固脱,五味子敛肺、茯苓健脾祛湿。诸药合用,可起益气升陷之功。

（安海文）

喘证案2

欧某,女,78岁。发病节气:冬至。

初诊日期:2019年1月5日。

主诉:咳嗽1周,加重伴气促1天。

现病史:患者规律血液透析4年。1周前出现咳嗽,当时未予重视,未经系统治疗。1天前加重伴气促,动则较甚。刻下症:面色苍白,精神疲倦,咳声低微,痰白,气短不足以息,夜甚,乏力,汗多,胃纳不馨,眠差,便溏,舌红,苔白,脉细弱。

西医诊断:慢性肾脏病CKD5期。

中医诊断:喘证(肺气虚耗,中气下陷)。

治法:益气升陷,敛阴止汗。

方药:生脉饮合升陷汤加减。

西洋参15g,麦冬20g,五味子5g,黄芪20g,柴胡10g,桔梗5g,升麻5g,茯苓20g。

7剂,水煎服,日1剂,早晚分服。

二诊:2019年1月12日。

患者精神尚可,诉汗多较前缓解,大便成形,察患者气促症状较前减轻,舌红,苔薄白,脉细弱。患者症状较前好转,续用前方。

按语:此案属中医"喘证"范畴。此案患者年老体衰,又因旧病多虚,缠绵难愈。肾为肺之子,肾虚,子盗母气,致使肺气耗竭,而不能滋养于肾,终致肺肾两虚。肺失宣降,肺气上逆则见咳嗽、喘促短气。而脾为肺母,肺虚则耗夺脾气以自养,则脾亦虚,脾虚不能化水谷为精微上输以养肺,则肺虚更重,互为因果,终致肺脾同病,见神疲乏力、便溏等症。《黄帝内经》有云:"大气积于胸中,则肺主之。肺伤则气亦伤矣。故气短,倦怠而喘咳也。肺主皮毛,肺伤则失其卫护,故汗出也。是方君人参以补气,即所以补肺。臣麦冬以清气,即所以清肺。佐五味以敛气,即所以敛肺。"生脉饮中三药一补,一清,一敛,养气之道备矣。升陷汤出自《医学衷中参西录》,以黄芪为主者,因黄芪既善补气,又善升气,且其质轻松,与胸中大气有同气相求之妙用,柴胡为少阳之药,能引大气之陷者自左上升;升麻为阳明之药,能引大气之陷者自右上升;桔梗为药中之舟楫,引药上行,能载诸药之力上达胸中,加之茯苓利水渗湿,安神健脾。两方合用,诸药合用,共奏益气升陷、敛阴止汗之功。

(郭文燕)

八、心悸案

心悸案 1

吕某,女,55 岁。发病节气:雨水。

初诊日期:2019 年 2 月 20 日。

主诉:规律血液透析 10 年余,心悸 1 月余。

现病史:患者行规律血液透析治疗 10 年余,间断心悸不适,受情绪以及睡眠影响,长期需服安眠药入眠。1 个月前透析时因血糖低,出现大汗淋漓、手足厥冷、意识丧失,此后开始频繁出现心悸不适,透析过程中易出现。刻下症:疲倦乏力,心悸,受情绪以及睡眠影响,形体消瘦,失眠,时有自汗,口干口渴,纳一般,大便 2 日 1 次,成形,无小便,舌红少苔,脉结代。

西医诊断:心律失常、频发房性早搏。

中医诊断:心悸(心血不足)。

治法:益气滋阴,通阳复脉。

方药:炙甘草汤加减。

炙甘草 15g,生姜 10g,人参 15g,生地黄 30g,桂枝 10g,阿胶 10g(烊化),麦门冬 10g,麻仁 10g,大枣 30 枚(切开),酸枣仁 10g,黄柏 10g。

3 剂,水煎服,日 1 剂,早晚分服。

二诊:2019 年 3 月 1 日。

药后患者心悸、汗出、疲倦乏力、口渴均有缓解,按一诊方续服 4 剂巩固疗效。

按语:本案辨病属中医"心悸"范畴。据脉证当属"心血不足"。东汉张仲景认为心悸主要病因有惊扰、水饮、虚劳及汗后受邪等,提出了以炙甘草汤等为治疗心悸的常用方剂。此病患者平素有心悸不适,透析过程中出现大汗淋漓、手足厥冷、意识丧失,致津液脱失,心血不足更甚,心悸频发。故选炙甘草汤益气滋阴,通阳复脉,此方以炙甘草为君,故名炙甘草汤。炙甘草能泻心下之痞,又能补中气之虚,故以为君。生姜以宣通其郁滞,桂枝以畅达其卫阳,人参大补元气,入大枣而为去芍药之桂枝汤,可解邪气之留结。麦冬生津润燥,麻仁油滑润泽,生地黄养血滋阴,通血脉而益肾气。阿胶补血走阴,乃济水之伏流所成,济为十二经水中之阴水,犹人身之血脉也,故用之以导血脉。更加酸枣仁养心安神,黄柏以清热坚阴。诸药合用,起益气滋阴、通阳复脉之功。

(安海文)

心悸案 2

袁某,女,56 岁。发病节气:谷雨。

初诊时间:2019 年 4 月 22 日。

主诉:心悸、头晕半年余。

现病史:半年前患者出现心慌气短,头晕目眩,劳累后加重,当地诊所给予"脑心舒口服液"治疗,症状缓解。4 个月前,心慌频次增加,胸闷气短,于当地医院门诊就诊,查心电图示频发室性早搏,服用药物(具体不详)治疗,效果不佳,今遂于我诊室就诊。刻下症:自觉心慌,无心前区疼痛,胸闷气短,烦躁,头晕,全身乏力,食少胀满,多梦,少许出汗,无恶寒发热,面色淡白,二便调,舌淡红,苔腻,脉沉细。

西医诊断:心律失常。

中医诊断:心悸(气阴两虚)。

治法:益气养阴,补血复脉。

方药:炙甘草汤加减。

炙甘草 10g,麦冬 15g,桂枝 15g,生姜 10g,地黄 20g,龙骨 20g(先煎),牡蛎 20g(先煎),茯苓 30g,红参片 10g,枳实 10g(蒸),栀子 10g,淡豆豉 10g。

14 剂,每日 1 剂,温服。

服上方后,仍有心悸不适,但睡眠改善,夜梦减少。

二诊:2019 年 5 月 6 日。

每次心慌的持续时间减少,仍有胸闷气短,头晕乏力缓解,精神渐佳,腹部胀满消失,食欲尚可,夜梦减少,无烦躁出汗,面色淡红,二便调,舌淡红,苔白,脉沉细。

炙甘草 10g,麦冬 15g,桂枝 15g,生姜 10g,地黄 20g,龙骨 20g(先煎),牡蛎 20g(先煎),茯苓 30g,红参片 10g。

7 剂,每日 1 剂,温服。

服上方后,胸闷气短缓解。

三诊:2019 年 5 月 20 日。患者面色红润,偶尔劳累后出现心慌,但心慌次数及程度均明显降低,胸闷气短减轻,无头晕乏力,食纳佳,夜休可,舌淡红,苔薄白,脉缓。

炙甘草 10g,麦冬 15g,桂枝 15g,生姜 10g,地黄 20g,龙骨 20g(先煎),牡蛎 20g(先煎),茯苓 30g,红参片 10g。

7 剂,每日 1 剂,温服。随诊心慌发作频次减少,甚至不发作。

按语:此案属于中医"心悸"范畴。"心悸"相关描述最早出现在《伤寒杂病论》中,称其为"心动悸""心下悸""心中悸"等,并认为其病因有虚有实,病机不外乎气血阴阳亏虚,心失所养,或邪扰心神,心神不宁。治疗原则为补虚泻实、调整脏腑阴阳。《丹溪手镜·悸》曰:"有痰饮者,饮水多必心下悸,心火恶水,心不安也。""有气虚者,由阴阳内弱,心下空虚,正气内动,心悸脉代,气血内虚也,宜炙甘草汤补之。"《伤寒论》177 条:"伤寒,脉结代,心动悸,炙甘草汤主之。"此案患者劳累耗伤气血,加之脾胃功能减弱,则心血不足,心失所养,出现心慌、气短、头晕、面色淡白;汗为心之液,血不养心则汗液外泄。舌淡红,脉沉细是气血不足之证。但苔腻,考虑与当地湿热的气候特点有关,且湿热最易困脾。予以炙甘草汤加减益气养阴,补血复脉。方中重用生地黄滋阴养血,配伍炙甘草、红参益心气,补脾气,以资气血生化之源;麦冬滋心阴,养心血,充血脉,以桂枝、生姜辛行温通,温心阳,通血脉;加入茯苓健脾宁心,枳实破气消胀,龙骨、牡蛎重镇安神,栀子、淡豆豉清心除烦。二诊时,心慌的持续时间减少,仍有胸闷气短,头晕乏力缓解,精神渐佳,腹部胀满消失,食欲尚可,夜梦减少,无烦躁出汗,面色淡红,二便调,舌淡红,苔白,脉沉细。故原方减去枳实、栀子、淡豆豉。三诊时,面色红润,偶尔劳累后出现心慌,但心慌次数及程度均明显降低,胸闷气短减轻,无头晕乏力,食纳佳,夜休可,舌淡红,苔薄白,脉缓。病情好转。

(黄 琳)

心悸案3

刘某,女,84岁。发病节气:立冬。

初诊日期:2019年11月9日。

主诉:规律血液透析1年余,心悸胸闷4天。

现病史:患者1年余前因"血管炎"导致肾损害开始在我科行规律血液透析治疗。1周前患者出现胸闷气促,考虑容量负荷重,遂给予每天短时透析治疗,经治疗患者气促好转,但仍有心悸、胸闷不适,精神疲倦,纳眠欠佳,小便少,大便正常,舌淡,苔白,脉结。

西医诊断:冠心病。

中医诊断:心悸(心血不足 心阳不振)。

治法:滋养心血,温养心阳。

方药:炙甘草汤加减。

桂枝10g,生姜10g,黑枣10g,炙甘草15g,人参5g,生地黄10g,麦冬10g,亚麻子10g,阿胶10g(自备,兑服)。

3剂,水煎服,每日1剂。

二诊:2019年11月13日。

药后患者心悸、胸闷稍缓解,精神较前好转,效不更方,续进原方5剂。

三诊:2019年11月18日。

药后患者心悸、胸闷症状缓解,有精神,纳眠改善,未继续开方。嘱患者日常注意容量控制。

按语:本案属于"心悸"案。患者素体久病体虚,心气不足,后因心气不足,水气凌心,导致气促,虽经加强脱水,气促缓解,但心之气血阴阳已伤,故心悸,故治以"益气滋阴,通阳复脉"。方拟炙甘草汤加减。方中重用炙甘草甘温益气,缓急养心为君;人参益气补脾养心,生地黄、麦冬、亚麻子、阿胶滋阴养血为臣;桂枝温心阳,通血脉,生姜、黑枣调理脾胃为佐。诸药合用,共奏滋养心血、温养心阳,以复其脉之功。药后患者心悸、胸闷稍缓解,精神较前好转,续以调理方安。

(杨文钦)

九、咳嗽案

李某,男,56岁。发病节气:芒种。

初诊日期:2018年6月23日。

主诉:规律血液透析23余年,腹痛伴乏力半天。

现病史:患者既往患慢性肾脏病23年;既往高血压病,自诉已停药,血压控制在140~150/80~90mmHg;有房颤病史多年;有手术史,23年前曾在外院行"左手动静脉内瘘术",2014年11月27日在我院行"双侧甲状旁腺全切除+自体右前臂移植术"。半天前无明显诱因出现腹痛,而后出现恶寒发热,小便无,大便稀,7~8次/天。入院后经降钙素原、血培养等检查诊断为重症感染、脓毒血症,予积极抗感染、补液、持续血滤等对症治疗后,患者症状改善。

患者神志清,精神可,腹痛明显好转,咳嗽咳痰,平卧时咳嗽加重,关节无疼痛,无恶寒发热,无头晕头痛,无恶心呕吐,无胸闷胸痛,无气促,无皮疹,无水肿,纳差,眠可,无消瘦,无尿,大便未解,舌淡红,苔薄白,脉弦细。胸部CT:与2018-6-25日胸部CT对比:①双肺下叶膨胀不全较前恢复,双肺炎症较前吸收;②双侧少量胸腔积液;③余胸部所见大致同前;④肝内胆管结石或肝动脉钙化,请结合临床。

西医诊断:①肺炎;②充血性心力衰竭。

中医诊断:咳嗽(气阴两虚夹湿)。

治法:益气养阴,止咳化痰。

方药:生脉散合桂枝茯苓白术细辛汤加减。

红参片5g,麦冬15g,五味子5g,桂枝10g,茯苓20g,白术15g,甘草5g,细辛5g。

上方加水至800mL,煎至200mL,温服,日1剂。

早晚温服。4剂不效。

患者目前以咳嗽咳痰为主症,舌淡红,苔薄白,脉弦细,四诊合参,辨证为气阴两虚夹湿,予以生脉散合桂枝茯苓白术细辛汤加减,以益气养阴,止咳化痰。

二诊: 2018 年 7 月 13 日。

患者神志清,精神可,有咳嗽咳痰,咳痰色白、质稀,无腹痛、腹泻,无恶寒发热,无头晕头痛,无恶心呕吐,无胸闷胸痛,无气促,无关节无疼痛,无皮疹,无水肿,纳尚可,眠可,无消瘦,无尿,大便尚可,舌淡红,苔薄白,脉弦细。李燕林教授查房后思其咳嗽咳痰为主,色白、质稀,考虑其久咳与阳虚、肺寒痰饮伏于肺有关,以温肺化饮为原则,予苓甘五味姜辛汤加减。

茯苓 30g,干姜 10g,五味子 5g,细辛 5g,炙甘草 5g,芥子 10g,紫苏子 15g。

上方加水至 800mL,煎至 200mL,温服,日 1 剂。

早晚温服。予 4 剂后患者症状明显好转,无咳痰,偶有干咳。

三诊: 2018 年 7 月 20 日。

患者诉仍有咳嗽,无咳痰,无腹痛等不适,舌淡红,苔薄白,脉弦细。考虑寒饮咳嗽,继续予苓甘五味姜辛汤加减以温肺化饮。

细辛 5g,法半夏 10g,甘草 5g,五味子 10g,干姜 5g,蜜麻黄 5g,桂枝 10g,紫苏子 15g,芥子 5g,白芍 15g,甘草泡地龙 15g。

上方加水至 800mL,煎至 200mL,温服,日 1 剂。

早晚温服。予 6 剂后患者症状明显好转,无咳痰,偶有少许咳嗽。

按语: 患者初用生脉散合桂枝茯苓白术细辛汤效果不佳,患者咳嗽咳痰,痰白质稀,平卧时咳嗽加重,舌淡红,苔薄白,脉弦细,无明显气阴两虚之证,结合患者慢性肾衰病史,责其脾阳不足,寒从中生,运化失司,聚而为痰饮,进一步导致升降失调,而致咳嗽,当为寒饮伏肺。《金匮要略》曰:"冲气既低,而反更咳、胸满者,用苓甘五味姜辛汤,以治其咳满。"此时用苓甘五味姜辛汤,方证相合,故患者症状改善。方中以干姜为君,取其辛热之性,既温肺散寒以化饮,又温运脾阳以化湿。细辛为臣,以其辛散之性,温肺散寒,助干姜散其凝聚之饮;以茯苓之甘淡,健脾渗湿,不仅化既聚之痰,又能杜生痰之源。佐以五味子敛肺气而止咳,与细辛、干姜相伍,散中有收,散不伤正,收不留邪,且能调和肺司开合之职。白芥子、紫苏子降气止咳化痰,使以甘草和中,调和诸药。综合全方,温散并行,开合相济,使寒饮得去,肺气安和,药虽五味,配伍严谨,实为温化寒饮之良剂。用药后患者仍有少许干咳,去茯苓,加蜜麻黄、桂枝、白芍、甘草泡地龙、法半夏加强解表、止咳化痰之效。

(庞　捷)

十、厥证案

欧某,女,78岁。发病节气:冬至。

初诊日期:2018年12月24日。

主诉:规律血透6年余,突发意识不清、大汗淋漓1小时。

现病史:患者既往有高血压14年,近未服药物治疗,血压控制可。有慢性肾脏病CKD5期病史,长期门诊规律血液透析治疗;既往有"主动脉夹层2型升主动脉瘤"病史。2012年于我院因慢性肾脏病CKD5期行左前臂桡动脉头静脉吻合手术。2016年2月5日曾因跌倒致左股骨粗隆间骨折,保守治疗后好转;有药物过敏史,过敏原为头孢类、青霉素。1小时前患者透析时突发意识不清、大汗淋漓,当时测血压血氧测不出,立即予胸外按压、静推肾上腺素、气管插管等对症处理后,患者逐渐苏醒,入院时疲倦乏力,少气懒言,无尿大便结,色黄,2～3日1行,舌红,苔薄白,脉数。

西医诊断:①慢性肾脏病CKD5期;②主动脉夹层2型升主动脉瘤。

中医诊断:厥证(气阴两虚)。

治法:益气生津,敛阴止汗。

方药:生脉饮加减。

西洋参15g,麦冬20g,五味子5g。

上方加水至800mL,煎至100mL。

嘱其早晚温服,日1剂。患者服2剂后症状无明显好转。

二诊:2018年12月26日。

神志清,精神疲倦,气促,稍有咳嗽,咯白色黏痰,无恶寒发热,无头晕头痛,无恶心呕吐,现无胸闷胸痛,无腹痛,无腹泻,关节无疼痛,无皮疹,无尿频、尿急、尿痛,无水肿,纳可,眠一般,无消瘦,小便量少,大便色黄,日行1次,舌红,苔薄白,脉数。李燕林教授查房后观其脉症,思其为大气下陷,气短不足以息,辨其证为大气下陷证,予升陷汤加减。

西洋参15g,麦冬20g,五味子5g,黄芪20g,知母10g,柴胡10g,桔梗5g,升麻5g,茯苓40g。

上方加水至800mL,煎至100mL。嘱其早晚温服,日1剂。

三诊:2018年12月29日。

患者神志清,精神可,无恶寒发热,无头晕头痛,无恶心呕吐,现无胸闷胸痛,活动后少许气促,无咳嗽,无咯痰,无腹痛,无腹泻,关节无疼痛,无皮疹,无尿频、尿急、尿痛,无水肿,纳可,眠可,无消瘦,小便量少,大便色黄,日行1次,舌红,苔薄白,脉数。

患者一般情况良好,症状较前改善,续前方3剂,无其他明显不适。

按语:患者初用生脉饮加减效果不佳,因患者素体本虚,突发大汗淋漓,损伤气阴,阴虚不能纳气,故气逆上而作喘咳也。而升陷汤主治"胸中大气下陷,气短不足以息,或努力呼吸,有似乎喘……"患者气促,咳嗽,咯白色黏痰,气促时无明显抬肩,舌红,苔薄白,脉数,四诊合参为大气下陷之证,方用升陷汤加减,此时方证相合。即黄芪既善补气,又善升气,且其质轻松,与胸中大气又有同气相求之妙用,唯其性稍热,故以知母之凉润者济之;柴胡为少阳之药,能引大气之陷者自左上升;升麻为阳明之药,能引大气之陷者自右上升;桔梗为药中之舟楫,能载诸药之力上达胸中,故用之为向导也。至其气分虚极者,酌加西洋参,所以培气之本,五味子敛气降逆以止咳,麦冬生津润肺因患者稍有咳嗽咳痰,茯苓桂术甘汤之效,加茯苓以渗湿化痰。全方共奏益气升陷之功。

(庞 捷)

十一、痞满案

蒋某,女,74岁。发病节气:寒露。

初诊日期:2018年10月15日。

主诉：再发双下肢浮肿伴腹胀 2 周余。

现病史：患者体型肥胖,身高 155cm,体重 60kg,其素有糖尿病病史 17 余年。2 周前出现双下肢浮肿伴腹胀,双下肢为凹陷性水肿,颜面浮肿,腹胀甚,胃纳差,少许口干口苦,二便可,舌淡,苔薄白,有齿痕,脉沉缓。

西医诊断：2 型糖尿病,糖尿病性肾病。

中医诊断：痞满(脾阳虚损,水失健运)。

治法：温阳健脾祛湿。

方药：真武汤合五皮饮加减。

附子 5g,生姜 15g,白术 20g,白芍 10g,茯苓 40g,陈皮 15g,茯苓皮 10g,桑白皮 10g,大腹皮 10g。

2 剂,嘱咐其早晚温服;西药予甲钴胺、莫沙必利片缓解病情。

二诊：2018 年 10 月 17 日。

患者自诉腹胀无任何改善,胀闷难忍,无食欲,倦怠乏力,晨起自觉口干口苦,大便未解,小便可,舌淡,苔薄白,有齿痕,脉沉缓,思其为中焦虚寒之证,寒从中生,伤及中阳所致,故予附子理中汤 2 剂。

党参 10g,干姜 10g,甘草 10g,白术 10g,附子 5g(先煎),姜厚朴 10g,制枳壳 10g。

嘱咐其早晚温服。

三诊：2018 年 10 月 19 日。

患者腹胀仍不减,表情较为痛苦,服用前剂后,观患者双下肢水肿渐消,本虚无误,且患者晨起口干口苦,大便不畅,倦怠乏力,是为本虚标实之证,故投以枳实消痞丸 3 剂以消痞除满,健脾和胃。

枳实 15g,黄连 5g,柴胡 15g,姜厚朴 15g,白术 10g,茯苓 15g,熟党参 10g,生姜 10g,麦芽 10g,甘草 5g。

嘱咐其早晚温服。

四诊：2018 年 10 月 22 日。

患者自诉胃纳改善,但腹胀稍有缓解,不甚明显,且偶有呃逆,二便可,有少许倦怠乏力感,口不渴,观其舌淡,苔白滑,似为痰饮停于心下,胃气失于和所致,故可见腹胀,是为心下满之证。故投小半夏汤加减 2 剂。

法半夏 10g,生姜 15g,茯苓 30g,陈皮 10g。

温服,分早晚两次服用。

2 剂后,患者诉腹胀明显缓解,胃纳可,至出院后随访患者诉再无腹胀。

按语:腹胀可出现于许多疾病的过程中,临床辨证以虚实为纲。实证多见于外邪犯胃,饮食停滞,肝气犯胃,痰饮内阻。前两种证型多表现为突然发病,后两者则反复发作。虚证多见于脾胃气虚及脾胃阳虚,多见腹胀时作时止,伴有恶寒怕冷,或口舌干燥,或倦怠乏力等不同症状。虚实之间常可互相转化,但须根据虚实不同情况分别处理。一般久病腹胀多属正虚,治宜扶正为主。实证易治,虚证及虚实夹杂者,病程长,且易反复发作,较为难治。前三诊经治疗后水肿等症状缓解,但仍有腹胀,故改用小半夏汤加减。小半夏汤方证因痰饮停于心下,胃气失于和所致。痰饮停于胃,胃失和降,谷不得下,则见腹胀。方中用法半夏辛温,燥湿化痰涤饮,又降逆和中止呕,是为君药。生姜辛温,为呕家之圣药降逆止呕,又温胃散饮,且制法半夏之毒,是臣药又兼佐药之用,茯苓健脾祛湿,陈皮燥湿化痰。四药相配,使痰祛饮化,腹胀自止。仲景所创该方,对于后世痰饮之证的治疗具有重要的指导意义,已成为祛痰化饮或和胃降逆止呕的常用配伍组合。

(庞 捷)

十二、不寐案

不寐案 1

冯某,女,46 岁。发病节气:小暑。

初诊日期:2020 年 7 月 10 日。

主诉:眠浅易醒 1 月余。

现病史:患者 1 个月前无明显诱因出现腰酸、酸痛,眠浅易醒,醒后难以入睡,予口服安眠药入睡,但醒后疲乏。为求进一步诊治,就诊于我院门诊。刻下症:患者腰酸,腰痛,疲乏易累,心悸,盗汗,咽干,纳差,眠浅易醒,醒后难以入睡,小便少,大便干,舌淡红,苔薄白,脉弦。

西医诊断:睡眠障碍。

中医诊断:不寐(枢机不利,阴阳不和)。

治法:舒畅气机,调和阴阳。

方药:小柴胡汤加减。

柴胡 15g,龙骨 15g,牡蛎 15g,法半夏 10g,党参 15g,黄芩 10g,生姜 10g,黑枣 10g,甘草 15g。

7 剂,水煎服,日 1 剂,早晚分服。

二诊:2020 年 7 月 17 日。

药后患者腰酸腰痛稍改善,心悸减轻,睡眠较前改善,仍有盗汗,舌淡红,苔薄白,去法半夏,加桂枝 10g,白芍 15g,山茱萸 15g,浮小麦 30g,调和营卫,滋阴固涩,续服 7 剂。

柴胡 15g,龙骨 15g,牡蛎 15g,山茱萸 15g,党参 15g,黄芩 10g,生姜 10g,黑枣 10g,甘草 15g,桂枝 10g,白芍 15g,浮小麦 30g。

水煎服,日 1 剂,早晚分服。

三诊:2020 年 7 月 24 日。

药后患者盗汗症状明显减轻,诸症较前好转,按二诊方续服 7 剂巩固疗效,嘱患者放松心情,适当进行户外活动,保持心情愉悦。

按语:《景岳全书》记载"不寐证虽病由不一,然惟知邪正二字则尽之矣。盖寐本乎阴神其主也,神安则寐,神不安则不寐;其所以不安者,一由邪气之扰,一由营气之不足耳",故而无论是邪气侵袭还是营气不足,均是通过影响机体阴阳平衡而导致不寐,此理论为以"和"法治疗失眠奠定了理论基础,而小柴胡汤为"和"法的代表方剂。少阳经为阴阳交合的门户、枢机,可通过枢转阴阳之气而调节阴阳的盛衰,若枢机不利则阳不入阴,不寐而生。小柴胡汤为和解少阳的代表方剂,方中柴胡性苦、味平,入肝、胆两经,既可透泻少阳之邪,又可疏泄气机,畅达情志,使少阳之邪得以疏散,是为君药。黄芩苦寒,可清泄少阳邪热,是为臣药。柴胡与黄芩相关配伍,一散一清,相互协作,可清除少阳邪气,是治疗邪入少阳的基本配伍。胆气犯胃,则胃失和降佐以法半夏、生姜则可降逆止呕;邪气从太阳而入少阳经,根本在于机体正气亏虚,党参以大补元气,大枣益气健脾。两者合用,一方面可扶正补虚,正气实则邪气自去,另一方面可避免邪气内传,健脾和胃,促进后天精微物质吸收,补充元气。患者失眠多梦易于惊醒,故而加龙骨、牡蛎镇静安神。甘草调和诸药。本方诸药合用,可和解少阳,健脾益胃,安神定志,达扶正祛邪,镇静安眠之效,则失眠自愈。

(庞 捷)

不寐案 2

王某,女,58 岁。发病节气:寒露。

初诊日期:2019 年 10 月 25 日。

主诉:入睡困难 2 年。

现病史:2 年前患者无明显诱因出现失眠,晚上 11 点前入睡尚可,11 点后不能入睡。梦不多,易醒,每晚睡 4 小时左右。未服安眠药。患者既往有糖尿病、心律失常病史。偶有口干不适。大便可,纳可,夜尿 2~3 次/晚。刻下症:神不佳,焦虑貌,面色晦暗,舌体略胖大,舌质暗红少津,脉弦细。

西医诊断:睡眠障碍。

中医诊断:不寐(肝肾阴虚,阴阳不和)。

治法:补益肝肾,重镇安神。

方药:

珍珠母 60g,五味子 15g,酸枣仁 15g,熟地黄 15g,丹参 30g,龙骨 30g,女贞子 30g,旱莲草 30g,首乌藤 30g。

7 剂,水煎服,日 1 剂,早晚分服。

传统中医认为阳入于阴则寐,阳出于阴则寤,阴不潜阳则失眠易醒。考虑肝肾阴虚,阴不潜阳所致,故以补益肝肾、重镇安神为法。

二诊:2019 年 11 月 2 日。

药后患者诉失眠明显改善,易醒。舌质淡红偏瘀暗,有裂纹脉弦细。原方基础上酸枣仁加至 20g,熟地黄加至 20g,何首乌 30g,远志 15g。续服 7 剂。

珍珠母 60g,五味子 15g,酸枣仁 20g,丹参 30g,龙骨 30g,女贞子 30g,旱莲草 30g,首乌藤 30g,熟地黄 20g,何首乌 30g,远志 15g。

水煎服,日 1 剂,早晚分服。

三诊:2019 年 11 月 9 日。

药后患者诉失眠明显改善,夜尿偏多,2～3 次/晚。舌质偏红偏暗,少津,脉弦细。加益智仁 15g。续服 7 剂巩固疗效,嘱患者放松心情,适当户外活动,保持心情愉悦。

珍珠母 60g,五味子 15g,酸枣仁 20g,丹参 30g,龙骨 30g,女贞子 30g,旱莲草 30g,首乌藤 30g,熟地黄 20g,何首乌 30g,远志 15g,益智仁 15g。

水煎服,日 1 剂,早晚分服。

按语:《素问·上古天真论》有云:"女子七岁,肾气盛,齿更发长。二七,而天癸至,任脉通,太冲脉盛,月事以时下,故有子。三七,肾气平均,故真牙生而长极。四七,筋骨坚,发长极,身体盛壮。五七,阳明脉衰,面始焦,发始堕。六七,三阳脉衰于上,面皆焦,发始白。七七,任脉虚,太冲脉衰少,天癸竭,地道不通,故形坏而无子也。"女子年过七七之后,肾的代谢功能开始下降,则可表现为一系列肾虚征。传统中医认为阳入于阴则寐,阳出于阴则寤,阴不潜阳则失眠易醒。该患者中年女性,58 岁,已过七七之年,夜尿2～3 次/晚,肾虚症状已凸显。患者有糖尿病史,舌质暗红少津,脉弦细,考虑偏阴虚体质。患者失眠,易醒,考虑肝阴血不足,不能潜阳。综合考虑患者为肝肾阴虚,阴不潜阳。方中重用珍珠母 60g配伍龙骨重镇安神,熟地黄养肝肾之阴,五味子益气生津,补肾宁心,酸枣仁养肝宁心安神。首乌藤养血安神,丹参清心除烦,加二至丸补肝肾之阴。二至丸出自《医便》,具有补益肝肾、滋阴止血之功效。女贞子甘平,益肝补肾;旱莲草甘寒,滋补肝肾,能益下而荣上,两药补肝肾之阴,是治疗肝肾阴虚的著名方剂。全方补益肝肾,重镇安神。患者二诊时诉失眠明显改善,易醒。在前方基础上酸枣仁加至 20g,熟地黄加至 20g,何首乌 30g,远志 15g。加强补肝肾之阴、宁心安神作用。三诊时诉失眠明显改善,夜尿频,加用益智仁暖肾缩尿固精收功。

(庞 捷)

不寐案 3

黄某,女,33 岁。发病节气:立秋。

初诊日期: 2019 年 8 月 20 日。

主诉: 失眠 1 年余。

现病史: 患者素体偏胖,1 年余前开始出现入睡困难,入睡后容易惊醒,常有心烦,睡前自觉口干,时感神疲乏力,胃部胀满,无水肿,二便尚调,舌淡红,苔黄厚腻,脉弦滑。

西医诊断: 失眠。

中医诊断: 不寐(湿热蕴结,痰火扰心)。

治法: 清热燥湿,化痰安神。

方药: 黄连温胆汤加减。

竹茹 15g,陈皮 15g,法半夏 10g,甘草 5g,黄连 5g,百合 10g,枳实 15g,黄芩 15g,知母 10g,茯苓 20g。

5 剂,水煎服,日 1 剂,早晚分服。药后可安然入眠。

按语: 本案属中医"不寐"范畴。患者以反复失眠为主要表现,失眠原因甚多,多为七情所伤、饮食失节、劳倦过度、年老及病后体虚等因素所致。四诊合参,据其心烦、口干、乏力、胃脘胀闷,舌淡红,苔黄厚腻,脉弦滑,辨证属"湿热蕴结,痰火扰心"。病机为痰湿阻遏,清窍失养,心神离越,加之"胃不和则卧不安",越发不寐;痰湿郁久化热,上扰心神,则心烦易惊;火炽痰热,耗伤津液,故见口干。正如《古今医统大全》记载:"痰火扰乱,心神不宁,思虑过伤,火炽痰郁而致不眠者,多矣。"方用黄连温胆汤加减。黄连温胆汤出自清代陆廷珍《六因条辨》。方中法半夏燥湿化痰,降逆和胃;竹茹清热和胃,清心安神;枳实、陈皮理气化痰,气畅则痰消;茯苓利湿健脾安心神;黄连泻心火,燥湿清热;知母清热泻火,滋阴润燥;百合养阴生津,清心安神;黄芩清热燥湿;甘草调和诸药。诸药相合,随证加减,灵活运用,颇为应手。

(林芬娜)

不寐案 4

刘某,女,38 岁。发病节气:立冬。

初诊日期: 2019 年 11 月 12 日。

主诉: 失眠 1 个月。

现病史:患者既往有高血压病、痛风、慢性肾脏病等病史,长期在门诊随诊。近1个月出现睡眠障碍,入睡困难,梦多,易醒,无头晕头痛,无咳嗽咯痰,无胸闷气促,饮食胃口可,大便正常,小便黄,舌尖红,苔薄黄,脉稍洪。

西医诊断:失眠。

中医诊断:不寐(心火亢盛)。

治法:清心降火。

方药:导赤散加减。

淡竹叶10g,生地黄10g,通草5g,甘草5g,黄连5g。

5剂,水煎服,日1剂,早晚分服。

二诊:2019年11月19日。

药后患者睡眠转佳。

按语:本案属于中医"不寐"。阳不入阴,故不寐,然病因有虚有实。此案之不寐,据其脉证,舌尖红,苔薄黄,脉稍洪,尿黄,梦多,知其心火独亢。用导赤散加减,方中黄连苦寒入心,直折心火,为君;淡竹叶清热除烦、生地黄清热滋阴,为臣;通草利尿,引热下清,为佐;甘草清热、调和诸药,为使。全方合用,起清降心火之功。心火已去,心神安宁,故能安眠。

(杨文钦)

不寐案5

张某,女,47岁。发病节气:大雪。

初诊日期:2019年5月13日。

主诉:失眠半年余。

现病史:失眠半年余,入睡困难,每夜睡2~3小时。平素容易上火,恶寒,鼻咽干,口干,喜热饮,眼花,胃纳不馨,腹泻,便清稀,舌淡红,苔黄腻,脉滑细。

西医诊断:失眠。

中医诊断:不寐(寒热错杂证)。

治法:寒热平调。

方药:半夏泻心汤加减。

法半夏10g,黄连5g,黄芩10g,干姜10g,炙甘草5g,党参

30g,枸杞子 10g,肉桂 5g(后下),淫羊藿 15g,砂仁 5g,龙骨 20g(先煎),牡蛎 20g(先煎),茯苓 20g。

7 剂,加生姜片数片,水煎服,日 1 剂,早晚分服。

二诊:2020 年 5 月 28 日。

患者诉服药后情况改善一半,两周内有三夜睡不着,仍有眼花,鼻子略上火,仍有恶寒,咽炎,口干,喜热饮,纳较服药前改善,腹泻稍好转,便依旧清稀。停药后反复。上方加苍术 15g,山茱萸 15g。续服 7 剂。

三诊:2020 年 6 月 5 日。

患者诉服药后情况改善大半,眠较前改善,每夜 5~6 小时;眼花,恶风怕冷较前改善,喜热饮,纳可,大便质软,1~2 次 / 日。上方有效,续服 10 剂巩固疗效。

按语:此案属中医"不寐"范畴。半夏泻心汤出自《伤寒杂病论》,病机为寒热错杂,中焦痞满,升降失常。失眠又称不寐,其主要病机为阴阳失调,阴不衔阳,阳不入阴。失眠在《黄帝内经》中称为"目不瞑""不得眠""不得卧",《黄帝内经》认为失眠原因主要有两种,一是他病所致,如咳嗽、腹满等,使人不得安卧;二是气血阴阳失和,使人不能入寐,如《素问·病能论》曰:"人有卧而有所不安者,何也?……脏有所伤及,精有所寄,则安,故人不能悬其病也。"《素问·逆调论》还记载有"胃不和则卧不安",是指"阳明逆不得从其道""逆气不得卧,而息有音者"。察患者症脉,既有热象又有寒症,其失眠系由于胃热脾寒,寒热错杂导致的。故此患者主方用半夏泻心汤加减可寒热互用以和其阴阳,辛苦并进以调其升降,补泻兼施以顾其虚实,调和脏腑气血阴阳。寒热和调,恢复了脾胃升清降浊,阴平阳秘,自然患者的失眠症状也会改善。

多数医者治疗失眠多选择宁心安神,而很少去思考到底是什么原因诱导阴阳失调从而使失眠。宁心安神仅仅是治标,寻根才能真正做到治病求本。失眠只是其中一个现阶段患者最不适的症状,其根本还是胃热脾寒的寒热错杂之证。用半夏泻心汤辛开苦降,和胃降逆,调理脾胃,也能从根本上很好地调和阴阳,改善失眠。

(郭文燕)

不寐案 6

黄某,女,34 岁。发病节气:霜降。

初诊日期: 2017 年 10 月 23 日。

主诉: 睡眠差,多梦 1 年余。

现病史: 1 年前患者于生产后,出现情绪易激,烦躁,入睡时间长约 30 分钟,睡眠深度不足,稍动即醒,自行服用少量"安眠药",入睡困难稍有缓解。但仍然睡眠质量差。3 个月前,出现入睡困难,烦躁易怒,夜梦多,乏力,于当地卫生院给予治疗(具体不详)后,效果不佳。遂今日就诊。刻下症:面色淡红,眉头紧锁,入睡困难,睡后汗出易醒,睡眠质量差,每日睡眠不足 5 小时,烦躁易怒,胸闷头胀,时有晨起双手发胀,口微苦,食纳可,月经量少,色红,二便调,舌红,少苔,脉弦细。

西医诊断: 失眠。

中医诊断: 不寐(肝郁化火)。

治法: 清肝解郁,重镇安神。

方药: 柴胡桂枝甘草龙骨牡蛎汤加减。

柴胡 15g,黄芩 10g,白芍 10g,黄连 5g,龙骨(先煎)30g,牡蛎(先煎)30g,桂枝 10g,首乌藤 30g。

7 剂,每日 1 剂,温服。

二诊: 2017 年 10 月 30 日。

面色淡红,表情自然,胸闷减轻,睡后易醒稍较前改善,每日睡眠可达 6 小时,仍有入睡时间长,夜间微汗出,胸闷头胀减轻,无双手胀闷,情绪好转,口干,纳可,月经量少色红,小便可,大便干,舌淡红,少苔,脉细。

柴胡 15g,黄芩 10g,白芍 10g,黄连 5g,龙骨 30g(先煎),牡蛎 30g(先煎),桂枝 10g,首乌藤 30g,熟地黄 15g,山药 30g。

7 剂,每日 1 剂,温服。

三诊: 2017 年 11 月 7 日。

面色红润,心情较前改善,面带微笑,入睡时间少于 15 分钟,可睡至自然醒,不易醒,无夜间汗出、口干,胸闷头胀消失,月经量较前增多,二便调,舌淡红,苔薄黄,脉细。

柴胡 15g,黄芩 10g,白芍 10g,黄连 5g,龙骨 30g(先煎),牡蛎 30g(先煎),桂枝 10g,首乌藤 30g,熟地黄 15g,山药 30g。

14 剂,每日 1 剂,温服。随访 3 个月,上述症状未再发。

按语:本案属中医"不寐"范畴。《黄帝内经》提出睡眠与阴跷、阳跷脉脉气盛衰有关,阳跷脉是膀胱经之别,卫气始行时,阳跷脉气盛,使人目张而寤;阴跷脉是肾经之别,夜入于肾经时,阴跷脉气盛,故目合而寐。因此治疗不寐以"调整阴阳"为总则。四诊合参,此案患者为肝郁化火型不寐。患者产后情绪有较大波动,肝气不疏,枢机不利,阴阳相交的通路不畅,故入睡困难,胸闷头胀,双手发胀;郁久化火,故烦躁易怒;产后体虚,阴血耗伤,故睡后汗出,月经量少,色红。方拟柴胡加龙骨牡蛎汤,此方能和解少阳,通阳泄热,重镇安神,出自《伤寒论》107 条,其曰:"伤寒八九日,下之,胸满烦惊,小便不利,谵语,一身尽重,不可转侧者,柴胡加龙骨牡蛎汤主之。"本案以柴胡桂枝甘草龙骨牡蛎汤加减。柴胡、黄芩、桂枝和里解外;龙骨、牡蛎重镇安神;白芍、首乌藤养血敛阴,黄连清心泻火。

患者二诊时,面色红润,表情自然,睡后易醒较前改善,每日睡眠可达 6 小时,仍有入睡时间长,夜间微汗出,胸闷头胀减轻,无双手胀闷,情绪好转,口干,纳可,月经量少色红,小便可,大便干,舌淡红,少苔,脉细。一诊时即有阴血不足之象,但考虑热象明显,恐滋补之品助热,故未加入。二诊肝郁及火热已不显,可加入熟地黄滋阴养血,润肠通便。山药补脾,以防熟地黄滋腻。三诊时,入睡时间已小于 15 分钟,可睡至自然醒,无夜间汗出、口干,胸闷头胀消失,月经量较前增多,二便调。故维持原方继续巩固药效,同时嘱患者清淡饮食,多和家人、朋友沟通聊天,放松心情。共奏其效。

(黄 琳)

不寐案 7

熊某,男,37 岁。发病节气:谷雨。

初诊日期:2020 年 5 月 15 日。

主诉:失眠半年余。

现病史:患者半年前离异后始出现失眠,每日眠约 3 小时,眠浅,间断梦中濒死感,甚则彻夜难眠,半年体重减轻约 15kg,心烦不安,口干,口腔溃疡,纳差,遗精,大便干,2～3 日 1 次,舌红,苔薄黄,脉数。

西医诊断:①失眠;②焦虑症。

中医诊断:不寐(心肾不交)。

治法:交通心肾。

方药:黄连阿胶汤加减。

黄连 15g,黄芩 10g,芍药 10g,阿胶 10g(烊化),麻子仁 15g,菊花 10g。

5 剂,水煎服,烊化阿胶,放温后置入鸡子黄两枚,搅拌均匀,日 1 剂,早晚分服,维生素 B_2 兑水外涂口腔溃疡,并予以心理辅导。

二诊:2020 年 5 月 20 日。

药后患者心烦不安明显好转,口腔溃疡好转,睡眠能每日睡 3 小时,续服 5 剂。

三诊:2020 年 5 月 27 日。

药后心烦不安好转,口腔溃疡愈合,睡眠能每日睡 5 小时,大便干,1 日 1 次,但就诊时有嗳气叹息,仍常自觉病入膏肓,纳差,舌淡红,苔薄白,脉弦,予以逍遥散加减疏肝理气。

柴胡 15g,当归 15g,白芍 15g,炒白术 15g,茯苓 15g,炙甘草 5g,薄荷 5g(后下),生姜 10g,牡丹皮 15g,酸枣仁 15g,麻子仁 15g,煅龙骨 20g。

7 剂,水煎服,日 1 剂,早晚分服。

四诊:2020 年 6 月 5 日。

药后患者失眠明显好转,每日睡眠可达 6 小时,遗精明显好转,每日坚持跑步,自行购买逍遥丸中成药服用。

按语:本案辨病属中医"不寐"范畴,心藏神,正气虚,邪热盛,神不精,故不眠。张仲景《伤寒论》曰:"少阴病,得之二三日以上,心中烦,不得卧者,黄连阿胶汤主之。"该病患病机在于少阴受难,正气亏虚,心火亢盛,不得肾水制约,造成气血津液精血不足,心神失养,阴虚则生内热。少阴涉及心肾等脏腑,邪热内炽,故心肾不交,损伤真阴,造成真阴劫耗。故选黄连阿胶汤加减,黄连、黄芩除热解烦,芍药、阿胶、鸡子黄养血补虚,故治上焦有热,阴血不足,而心中烦悸不得眠者。菊花平肝,麻子仁润肠通便。病患家庭失和,长期失眠,久则常自觉病入膏肓,无法救治,夜半濒死感,嗳气纳差,此乃心脾血虚,肝气郁结之象,后续予以逍遥丸加减疏肝解郁,健脾养血,调畅情志。

(安海文)

十三、感冒案

尹某,女,32 岁。发病节气:冬至。

初诊日期: 2020 年 1 月 4 日。

主诉: 反复双肩关节疼痛 3 年,加重 2 天。

现病史: 患者 3 年前无明显诱因下出现双肩关节疼痛,外院查尿酸升高,予止痛、降尿酸治疗后疼痛消失;每年发病 3~5 次。2 天前出现恶寒,舌头溃疡,双手指关节疼痛,双肩关节反复疼痛,以肩峰为主,疼痛发作时双肩活动受限,眠一般,纳可,舌淡红,苔白腻,脉浮。

西医诊断: ①上呼吸道感染? ②高尿酸血症。

中医诊断: 感冒(暑湿伤表)。

治法: 清暑化湿解表,兼止痹痛。

方药: 新加香薷饮加减。

金银花 10g,连翘 5g,香薷 5g,姜厚朴 5g,扁豆花 10g,苍术 10g,黄芪 10g,茯苓 30g,荆芥 10g,防风 10g。

5 剂,水煎服,日 2 剂,早晚分服。

服药后患者恶寒、关节痛诸症缓解。

按语: 此案属中医"感冒"案。此案患者虽发病于冬至,但考虑广东气温居高不下,暑热时期延长,故此案考虑患者感受暑邪,内伤于湿,邪滞肌表,正邪相争,则出现恶寒、关节疼痛、苔白腻、脉浮,为暑湿伤表之证,思虑再三,考虑患者为感受外邪而引发的疼痛,宜清暑化湿解表为主,兼止痹痛。据《温病条辨》上篇第 23 条"太阳中暍,发热恶寒,身重而疼痛……若汗不出者,新加香薷饮主之。"金银花、连翘清暑解热;香薷发汗解表、祛暑化湿;《本草纲目》说:世医治暑病,宜香薷为首药。厚朴、扁豆花配香薷化湿和中解暑;吴瑭又说:凡花皆散,取其芳香而散,且保肺液,夏月所生之物皆能解暑,以扁豆花为最。《素问》曰:"诸湿肿满,皆属于脾。"《医学求是·治霍乱赘言》提到"脾燥则升"。脾为枢纽,脾气上升,水饮得以运化和枢转,则无内湿产生;故苍术、茯苓以燥湿健脾;荆芥祛风解表;防风为风中之润剂,既能祛风解表,又可祛风湿止痹痛,配以黄芪防发散太过而伤卫气,有扶正祛邪之效,吴鞠通称为"辛温复凉法"。本方应煮取二杯,先服一杯,得汗,止后服,不汗再服,服尽不汗,更作服。

(韦晓霞)

十四、消渴案

消渴案 1

张某,女,56 岁。发病节气:春分。

初诊日期: 2018 年 4 月 2 日。

主诉: 多饮、多尿 1 年余。

现病史: 缘于 1 年前无明显诱因出现口干、多饮、多尿,小便泡沫多,每日饮水 2500～3000mL,伴视物模糊,胸脘痞闷,神疲乏力,动则气短,无头晕、头痛,无黑矇,无心悸、胸痛,无手足麻木,未予重视。现口干、多饮、多尿症状加重,遂到我院就诊。查血生化:葡萄糖 22.7mmol/L。尿常规:尿葡萄糖(+++),尿酮体(++++),尿蛋白(+++)。患者平素嗜食肥甘厚腻。刻下症:精神疲倦,饮食欠佳,眠差,口中黏腻,大便黏滞不爽,小便频、量多,色淡黄,舌质红,舌苔黄腻,舌边有齿痕,脉弦数。

西医诊断: 2 型糖尿病,糖尿病肾病。

中医诊断: 消渴(中焦湿热,邪热伤津)。

治法: 清热祛湿生津。

方药: 消渴方加减。

黄连 10g,天花粉 15g,生地黄 20g,茯苓 15g,薏苡仁 30g,泽泻10g,麦冬 10g,知母 10g,石膏 20g,甘草 10g。

10 剂,水煎服,日 1 剂,早晚分服。

嘱患者饮食清淡,控糖饮食,少食肥甘厚腻;注意休息,避免劳累,定期监测血糖。

二诊：2018 年 4 月 14 日。

药后患者自述口干症状较前好转，口中黏腻感较前减轻，精神疲倦，仍有大便不爽，睡眠欠佳，舌红，苔薄黄，脉弦数，上方加大黄 5g，山药 15g，夜交藤 15g，酸枣仁 10g，续服 10 剂。

三诊：2018 年 4 月 28 日。

药后患者精神尚可，口干、多饮、多尿等症较前明显减轻，大便通畅，睡眠较前改善，舌淡红，苔薄黄，脉弦，守上方续服 7 剂，以观疗效。

按语：本案属中医"消渴病"范畴。消渴病名最早见于《黄帝内经》，如《素问》曰："其人必数食甘美而多肥也，肥者令人内热，甘者令人中满，故其气上溢，转为消渴。"《素问·阴阳别论》亦曰"二阳结谓之消"。《幼幼集成》曰："脾火动而消中，中消于脾，移热于胃，喜多食，食无足时，小便色黄，名曰中消。"由此可以推断，消渴病的发生与脾胃密切相关，而湿热致消已成为当前消渴病十分突出的病机特点。该患者长期过食肥甘厚腻，脾失健运而致湿热内生，灼伤津液，导致消渴，故口干、多饮、多尿。湿热之邪上蒸，故舌苔黄腻，舌质红，舌边有齿痕、脉弦数均为湿邪内盛之征象。故予消渴方加减。方中黄连苦寒，清热燥湿，加石膏、知母以助清热，加茯苓、薏苡仁、泽泻以祛湿，加生地黄、天花粉、麦冬以养阴生津，甘草调和诸药。二诊时，失眠、大便不爽，对症治疗加大黄、山药、夜交藤、酸枣仁安神通便。三诊时，诸症改善。纵观其治，损其有余，补其不足，以安脏腑。

（徐　娟）

消渴案 2

陈某，男，48 岁。发病节气：白露。

初诊日期：2018 年 9 月 23 日。

主诉：四肢酸软伴口渴 5 天。

现病史：有类风湿关节炎病史 5 年余，平素嗜食辛辣之品。患者 5 天前始口渴引饮，饮不止渴，肢体酸软不适，小便频数，舌红，苔少，脉细数，别处医者予麦门冬汤加减：麦冬 20g，党参 15g，石斛 15g，葛根 15g，甘草 5g。共 3 剂，嘱其早晚温服，每日 1 剂，欲以滋养肺胃，清降虚火，生津止渴。患者服 3 剂后症状无明显好转，以祈得更好疗效,遂到此求诊。刻下症:患者见面红,精神疲倦,口唇焦裂,口渴难忍,腹泻,无腹痛,头晕,非天旋地转样,恶心欲呕,乏力,胃纳不馨,眠一般,大便干结,舌质红,苔少,脉细数。

西医诊断:①类风湿关节炎;②糖尿病?

中医诊断:消渴(里热炽盛,热极伤阴)。

治法:清热生津,养阴补气。

方药:白虎加人参汤加减。

石膏 30g,知母 15g,甘草 5g,粳米 10g,西洋参 15g。

3 剂,水煎服,日 1 剂,早晚分服。

二诊:2018 年 9 月 26 日。

患者复诊时诉服药后精神可,诉已无口渴引饮症状,察患者面色不红,口唇无干裂,活动时有头晕,恶心较前减轻,服药后已解大便,舌红,少苔,脉细数。患者症状好转,续用前方巩固疗效。

按语:本案属中医"消渴"范畴。其平素嗜食辛辣之物,助湿生热,使得脾胃运化失司,郁而化热,致阳明热盛,热极伤阴,津液匮竭化燥,而又元气大伤,故口中燥渴甚;火性炎上故见面红;胃热过盛,津液熏蒸无以濡养大肠,故见大便秘结。思其消渴为里热炽盛,热极伤阴,津伤化燥所致,故拟用白虎合人参汤化裁。本方重用石膏,取其辛甘寒,善清透气热,以清气分肺胃之热;知母苦寒滑润,善泻火滋阴。二者相伍,强清热泻火之功,治阳明火热。以西洋参味苦、微甘易人参以补气养阴,清火生津;缓以甘草、粳米,顾护胃气不伤中。诸药并用,全方行清热生津、养阴补气之功。待里热已清,津气来复,自然诸症痊愈。白虎加人参汤为仲景常用方,《伤寒论》中有关论述共 5 条,包括第 26 条、第 168 条、第 169 条、第 170 条、第 222 条。《金匮要略·痉湿暍病脉证治》第 26 条亦有提及。《古方选注》亦有:"阳明热病化燥,用白虎加人参者,何也?……若胃经热久伤气,气虚不能生津者,必须人参养正回津,而后白虎汤乃能清化除燥。"回顾案例,关键要辨口渴这一主症的原因,结合舌脉,抓住病机,证属白虎,故用五苓散或沙参麦冬类滋阴方均难奏效。

(郭文燕)

十五、头痛案

黄某,女,52岁。发病节气:大雪。

初诊日期:2018年1月15日。

主诉:反复头痛6年,加重3个月。

现病史:缘患者于6年前无诱因出现头痛,以左侧颞部、后枕部隐痛为主,无跳痛、胀痛,每月平均发作1次,每次疼痛持续时间3~5天,发作时间与月经有关,一般在月经前出现,遇劳加重,头痛发作时伴头晕、视物旋转,无恶心、呕吐,无畏光怕声,无眼前黑矇,疼痛影响生活,休息后不能明显缓解,疼痛发作时自行服用止痛药疼痛可缓解(具体不详),未规范诊治。3个月前头痛复发加重,发病频次增加且无规律,每月发作约3次,每次持续时间2~3小时,伴眩晕耳鸣、腰膝酸软、神疲乏力,自服止痛药,症状无明显改善。平素患者月经量少,颜色淡红,无血块、痛经。刻下症:头痛,以左侧颞部、后枕部隐痛为主,伴眩晕耳鸣、腰膝酸软、神疲乏力,舌质淡红,苔薄白,脉细弱。

西医诊断:偏头痛。

中医诊断:头痛(脾肾亏虚,精血不足)。

治法:补肾健脾,养血填精。

方药:八珍汤加减。

生地黄30g,当归15g,白芍15g,川芎15g,党参15g,山药20g,枸杞子10g,杜仲15g,熟地黄15g,制首乌15g,酸枣仁10g,珍珠母15g,炙甘草15g。

7剂,水煎服,日1剂,早晚分服。

嘱患者调畅情志,保持心情愉快,注意休息,避免劳累,饮食清淡,多食红枣、当归等补血之品。

二诊:2018年1月22日。

药后,患者月经来潮时经量较前增多,无血块,无痛经,仍有头痛,四肢乏力,腰膝酸软较前好转,饮食睡眠可,舌质淡红,苔薄白,脉细弱。上方去珍珠母,加黄芪10g,知母10g,续服7剂。

三诊:2018年1月29日。

药后患者头痛症状较前明显减轻,精神状态较好,腰膝酸软、神疲乏力等症较前改善,饮食睡眠可,大小便正常,舌质淡红,苔薄白,脉细,治疗有效,守二诊方续服 7 剂巩固疗效。

按语: 本案属中医"头痛"范畴。头为"诸阳之会""清阳之府",五脏之精血,六腑之清气,皆上注于脑,六淫之邪外袭,或直犯清空,或循经上干,致经脉挛急;或内伤诸疾,致正气内虚,阴阳失调,脑脉失养等,均可导致头痛的发生。患者因脾肾亏虚,精血化生不足,脑脉失养而致头痛;肝藏血,血虚肝失濡养则睡眠欠佳,失眠多梦;肾藏精生髓,肾精亏虚,髓海空虚,故眩晕耳鸣、腰膝酸软。神疲乏力,面色萎黄,眼睑苍白,舌质淡红,苔薄白,脉细弱均为精血亏虚之征象。故以八珍汤为主方加减。方中以当归、生地黄、白芍滋阴养血,川芎清利头目以止痛,党参、山药补脾益气,熟地黄、枸杞子、杜仲、何首乌滋补肾填精,酸枣仁、珍珠母安神,炙甘草调和诸药。二诊去珍珠母,加黄芪、知母益气滋阴。后经调理而安。

(徐 娟)

十六、泄泻案

泄泻案1

严某,男,46 岁。发病节气:惊蛰。

初诊日期: 2018 年 3 月 5 日。

主诉: 反复上腹部疼痛、腹泻 1 年余,加重 3 个月。

现病史: 患者于 1 年前无明显诱因出现腹痛、腹泻,大便每日 2~3 次,为黄褐色稀烂便,泻下急迫,伴恶臭味,不伴脓血、黏液,上腹部痛处固定,痛处拒按,未向他处放射,每逢饱餐或抑郁恼怒或情绪紧张时疼痛明显,未予重视。近 3 个月症状有所加重,多因饮酒、吃辣椒或情绪波动时出现腹痛,伴胸胁胀闷、嗳气吞酸,大便每日 3~4 次,为稀烂便或成形便,时有里急后重感,肛门灼热,不伴脓血、黏液,泻后痛减,在我院做胃肠镜检查示全大肠黏膜未见异常、慢性浅表性胃炎,考虑肠易激综合征、慢性浅表性胃炎,予得舒特等治疗,病情改善不明显。刻下症:腹痛,伴胸胁胀闷、嗳气吞酸,大便每日 3~4 次,为稀烂便或成形便,时有里急后重感,肛门灼热,不伴脓血、黏液,泻后痛减,舌质暗红,舌苔黄腻,脉弦数。

西医诊断:①肠易激综合征;②慢性浅表性胃炎。

中医诊断:泄泻(大肠湿热夹气滞)。

治法:清热燥湿,行气止痛。

方药:葛根芩连汤合痛泻要方加减。

葛根 20g,黄芩 10g,黄连 10g,茯苓 20g,通草 10g,车前子 15g,金银花 15g,白术 15g,枳壳 10g,陈皮 10g,白芍 15g,乌药 10g,甘草 10g。

7 剂,水煎服,日 1 剂,早晚分服。

嘱患者保持心情愉快,注意休息,避免劳累,饮食规律、清淡,少食辛辣、油腻肥甘厚腻之品,多食新鲜水果蔬菜。

二诊:2018 年 3 月 12 日。

药后患者腹痛较前减轻,大便 1 日 1~2 次,色黄,呈稀烂便,肛门灼热感不甚明显,无里急后重感,胸胁胀闷较前减轻,无反酸嗳气,小便黄赤,口干,舌红,苔薄黄,脉弦数。上方去黄连、乌药,加淡竹叶 20g、麦冬 10g、沙参 10g,续服 7 剂。

三诊:2018 年 3 月 18 日。

药后患者精神状态较好,无明显腹痛,大便每日 1~2 次,大便成形,小便正常,口干较前减轻,饮食睡眠可,守二诊方续服 7 剂巩固疗效,不适随诊。

按语:本案属中医"泄泻"范畴。泄泻的病位主要在脾胃与大小肠,致病原因有感受外邪、饮食所伤、情志失调及脏腑虚弱等。脾胃运化功能失调,六淫之邪伤人,肠胃功能失调,皆能使人发生泄泻,但其中以湿为主,常夹寒、热、暑等病邪,故《医宗金鉴》有"无湿不成泻"之说,脾病湿盛是导致泄泻发生的关键所在。在治疗方面,提出"以利水为上策",但分利之法亦不可滥用,否则"愈利愈虚"。该患者感受湿热之邪,肠腑传化失常,而发生泄泻。肠中有热,热邪类火,火性急迫,故泻下急迫,此即《素问·至真要大论》所谓:"暴注下迫,皆属于热。"湿热互结,腑气不通,则泻而不爽,湿热下注故肛门灼热,粪便色黄褐而臭。忧思恼怒或情绪紧张之时,气机不利,肝失调达,横逆侮脾,气滞于中则腹痛,脾运无权,水谷下趋亦可致泄泻,肝失疏泄,脾虚不运,故胸胁胀闷,嗳气吞酸。口渴多饮,舌暗红,舌苔黄腻,脉弦数均为大肠湿热夹气滞之征象。故方药予葛根芩连汤合痛泻要方加减。方中葛根清热解表,升清止泻,配伍黄芩、黄连苦寒清热燥湿,金银花助其清热之力,茯苓、通草、车前子增强利湿,使湿热分消,白术健脾补虚,白芍养血柔肝,陈皮理气醒脾,枳壳、乌药疏肝理气健脾,甘草调和诸药。二诊时,湿热清利,恐其伤阴,故去黄连、乌药,加竹叶、麦冬、沙参之属。纵观其治,治泄不唯堵也,需辨证而治。

（徐　娟）

泄泻案 2

冯某,男,50 岁。发病节气:霜降。

初诊日期:2017 年 11 月 6 日。

主诉:反复腹痛、腹泻 1 个月,加重 1 周。

现病史:患者缘于 1 个月前无明显诱因出现腹泻,解棕黄色稀烂样便,严重时解稀水样便,伴少量黏液,每日 3～4 次,伴腹痛、肠鸣,以胀痛、绞痛为主,呈阵发性,以左中下腹为主,解大便后腹痛减轻,无发热,无黑便、无脓血,无明显里急后重,无排便时间延长,无恶心、呕吐,无肛门灼热感,无解出未消化食物,工作压力大或紧张焦虑,进食寒凉、油腻、辛辣食物时腹痛腹泻加重,患者未曾系统就诊,上症反复。1 周前腹痛、腹泻加重,每日大便 5～7 次,为稀水样便,含未消化食物,伴脘腹胀闷,四肢乏力,为进一步诊治入院。

刻下症:精神疲倦,乏力,腹痛、腹泻,每日大便 5～7 次,为稀水样便,含未消化食物,伴脘腹胀闷,不欲饮食,睡眠欠佳,小便正常,舌质淡,苔白,脉细弱。近 1 个月体重减轻 2.5kg。

西医诊断:肠炎。

中医诊断:泄泻(脾胃虚弱)。

治法:健脾止泻。

方药:参苓白术散加减。

党参 20g,山药 30g,莲子 15g,薏苡仁 30g,砂仁 10g,茯苓 15g,白术 15g,肉桂 5g,陈皮 10g,芍药 15g,甘草 10g。

7 剂,水煎服,每日 1 剂,早晚分服。

嘱患者调畅情志,注意休息,避免劳累,饮食清淡,忌食辛辣、生冷、油腻之品。

二诊: 2017 年 11 月 13 日。

药后患者腹痛较前减轻,每日解大便 2～4 次,大便溏,仍有四肢乏力,饮食尚可,睡眠欠佳,舌质淡红,苔白,脉细弱。上方加扁豆 10g,酸枣仁 15g,续服 7 剂。

三诊: 2017 年 11 月 20 日。

药后患者精神状态较好,每日解大便 1～3 次,大便成形,颜色淡黄,饮食睡眠可,小便正常,舌质淡红,苔薄白,脉细弱。可守二诊方续服 7 剂巩固疗效。

按语: 本案属于中医泄泻范畴。脾主运化,胃主受纳,若因长期饮食失调,劳倦内伤,久病缠绵,均可导致脾胃虚弱,运化无权,不能受纳水谷和运化精微,清气下陷,水谷糟粕混杂夹而下,遂成泄泻。《景岳全书·泄泻》曰:"泄泻之本,无不由于脾胃。"急性暴泻以湿盛为主,多因湿盛伤脾,或食滞生湿,壅滞中焦,脾不能运,脾胃不和,水谷清浊不分所致,病属实证;慢性久泻以脾虚为主,多由脾虚健运无权,水谷不化精微,湿浊内生,混杂而下,发生泄泻,脾虚与湿盛又可互相影响,互为因果,故暴泻迁延日久,每可从实转虚,久泻复因外感、饮食所伤,亦可引起急性发作,表现虚中夹实的证候。《医宗金鉴·泄泻》在总结前人治泻经验的基础上,对泄泻的治法做了进一步概括,提出了著名的治泻九法:淡渗、升提、清凉、疏利、甘缓、酸收、燥脾、温肾、固涩。此患者脾胃虚弱,运化无权,水谷不化,清浊不分,故大便溏泄;脾阳不振,运化失常,则饮食减少,脘腹胀闷不舒,进食辛辣、油腻之品,大便次数增多;久泄不止,脾胃虚弱,气血来源不足,故面色萎黄,肢倦乏力,舌质淡,苔白,脉细弱均为脾胃虚弱之征象。故予参苓白术散加减。方中以党参、茯苓、白术平补脾胃之气,薏苡仁、山药、莲子既可健脾,又能渗湿止泻,标本兼顾,佐以砂仁、陈皮芳香醒脾,促进中焦运化,畅通气机,肉桂温中散寒而止泻,芍药、甘草缓急止痛。辨证精确,二诊即可建功,略加减以巩固其效。

(徐 娟)

十七、月经后期案

刘某,女,35岁。发病节气:大寒。

初诊时间: 2018年1月30日。

主诉: 月经推迟2周。

现病史: 2周前由于家庭琐事与丈夫吵架后,遂出现月经逾期未至,伴有双侧乳房胀痛,平素月经周期及经期正常,末次月经为2017年12月16日,常出现经前乳房胀痛、痛经,生气后上述症状加重。2周以来,自行服用"逍遥丸"治疗,症状无明显变化。3天前因情绪变化,乳房胀痛加重,今日遂来我诊室就诊。刻下症:月经延期2周,乳房胀痛不可触碰,胸胁胀满,胸中烦闷,食欲减退,食后胀满欲呕,目眩,口苦口干,精神不振,小便量少,大便可,舌淡红苔薄白,脉弦。

西医诊断: 月经紊乱。

中医诊断: 月经后期(肝郁气滞)。

治法: 疏肝解郁,和解少阳。

方药: 小柴胡汤加减。

柴胡10g,黄芩10g,党参15g,法半夏10g,炙甘草5g,生姜10g,大枣10g。

共7剂,每日1剂,分温二服。保持心情舒畅。

服上方后,胸胁胀满减轻,乳房胀痛有所缓解。

二诊: 2018年2月5日。

月经仍未至,但乳房胀痛较前减轻,胸胁部微有胀满,胸中烦闷明显改善,食欲渐可,口微苦,不渴,睡眠充足但仍觉疲倦乏力,面色淡白,舌淡红苔薄白,脉弦细。

考虑肝郁日久,影响脾的运化,治以疏肝解郁,健脾养血,方拟小柴胡汤加减。

柴胡10g,黄芩10g,党参15g,法半夏10g,炙甘草5g,生姜10g,大枣10g,茯苓15g,白芍15g,当归15g。

共7剂,每日1剂,分温二服。

服上方后,乳房胀痛明显减轻,疲倦乏力改善。

三诊：2018年2月13日。

月经于2月10日来潮,呈淡红色,量少,此次经前稍有小腹胀痛,乳房胀痛、胸胁胀满均消失,面色淡红,稍有口苦口干,精神可,舌淡苔薄白,脉细。

柴胡10g,黄芩10g,党参15g,炙甘草5g,生姜10g,大枣10g,茯苓15g,白芍15g,当归15g。

共7剂,每日1剂,分温二服。

服上方后,月经周期、颜色恢复正常,经量较前增多。连续随访2个月,未见胸胁胀满、乳房胀痛及痛经。

按语：此案属中医"月经后期"范畴。月经后期的病机有虚有实,虚证多因肾虚、血虚、虚寒导致精血不足,冲任不充,血海不能满溢而经迟;实证多因血寒、气滞、痰湿等导致血行不畅,冲任受阻,血海不能如期满盈,导致月经后期。此案患者月经后期,乳房胀痛,胸胁胀满,胸中烦闷,食欲减退,食后胀满欲呕,目眩,口苦口干,精神不振,小便量少,舌淡红苔薄白,脉弦。考虑为肝郁气滞型月经后期。肝喜条达恶抑郁,胸胁、乳房为肝经循行之处,患者生气后,情志抑郁,肝失疏泄,气血运行不畅,故乳房胀痛,胸胁胀满,胸中烦闷;肝为脾之所不胜,脾胃为气血生化之源,脾胃功能受损,胃失和降,则食欲减退,食后欲呕,精神欠佳;肝气郁滞影响胆汁的排泄,故口苦,脉弦。小柴胡汤以柴胡为君药,轻清升散,疏泄气机之郁滞。黄芩苦寒,与柴胡以君臣相配,清泄少阳之邪热,是和解少阳的一组药对。法半夏、生姜和胃降逆止呕;人参(常用党参代替)、大枣益气健脾,皆为佐药。炙甘草助参、枣扶正,并调和诸药。一诊,服用小柴胡汤后,二诊月经仍未至,但乳房胀痛较前减轻,胸胁部微有胀满,胸中烦闷明显改善,食欲渐可,口微苦,不渴,睡眠充足但仍觉疲倦乏力,面色淡白,舌淡红苔薄白,脉弦细。气滞的症状有所减轻,但由于气滞时间略长,影响了脾的运化,在肝郁的基础上出现了血虚的表现,因此在原方的基础上加了茯苓健脾益气,白芍、当归补血柔肝。三诊时,月经来潮,量少色淡,血虚之症凸显,法半夏其性温燥,故去之。

（黄　琳）

十八、眩晕案

林某,女,83 岁。发病节气:雨水。

初诊时间:2020 年 3 月 2 日。

主诉:反复头晕、头痛 10 年,加重半年。

现病史:10 年前患者出现头晕目眩,休息不佳时症状加重,伴耳鸣,非天旋地转样,无恶心呕吐,无肢体偏瘫,长期在当地诊所治疗(具体不详),停药后症状同前,间断发作。5 年前,出现手脚麻木,突然晕倒而住院,西医诊断为高血压,进行对症治疗后症状缓解。半年前,头晕症状加重,伴有胸闷恶心。寻求系统治疗,今于我诊室就诊。刻下症:头晕,头部刺痛,头重昏蒙,胸闷恶心,咳嗽咯白色黏痰,时有左侧手脚麻木,夜梦多,精神不振,大便微溏,舌胖大边有齿痕,舌质暗,苔白腻,脉濡。

西医诊断:头晕待查:高血压?

中医诊断:眩晕(痰瘀互结)。

治法:化痰散瘀,健脾和胃。

方药:半夏白术天麻汤合通窍活血汤加减。

法半夏 10g,白术 20g,天麻 10g,茯苓 20g,陈皮 10g,桃仁10g,红花 10g,川芎 10g,赤芍 10g,生姜 3 片,大枣 2 枚。

7 剂,每日 1 剂,温服。

二诊:2020 年 3 月 9 日。

服药后头重头晕程度稍减轻,少许头痛,手麻较前缓解。但 3天前食生冷之品,头晕加重,伴咽痒,咳嗽,咯稀白痰,胸部满闷,气喘,饮食不佳,夜寐一般,大便溏,舌淡胖,苔白腻,脉滑。

茯苓 30g,干姜 10g,五味子 10g,细辛 5g,法半夏 10g,陈皮10g,枳实 10g(蒸),莱菔子 40g,川芎 10g,杏仁 5g。

7 剂,每日 1 剂,温服。

三诊:2020 年 3 月 16 日。头晕频次明显降低,头痛、手脚麻木消失,仍有咳嗽,少量稀白痰,胸闷气喘减轻,胃脘满闷不舒,夜寐佳,大便成形,舌淡,苔白,脉滑。

茯苓 30g,干姜 10g,五味子 10g,细辛 5g,法半夏 10g,陈皮

10g,枳实 10g,莱菔子 40g,杏仁 5g。

7 剂,每日 1 剂,温服。

随访 3 个月,头痛头晕未发作。

按语：此案属于中医"眩晕"范畴。眩晕的病因病机不外虚实两端。虚者为气、血、精不足,髓海失养;实者为风、火、痰、瘀扰乱,清窍失养。治疗以补虚邪实,调整阴阳为主。《素问》云："诸风掉眩,皆属于肝。"《丹溪心法》强调"无痰则不作眩"。《景岳全书》指出："无虚不能作眩。"巢元方《诸病源候论》中论述了眩晕是因痰水互结所致,"痰水积聚于胸腑,遇冷热之气相搏,结实不消,故令人头眩目暗"。此案患者年老,发病日久,脾胃虚弱,痰湿内生,清阳不升,气机不畅则头重头晕,胸闷恶心,大便溏泄;日久病邪入络,气血运行不畅,形成瘀血,筋脉失养则手脚麻木,脑窍失养则头部刺痛,精神不振。半夏白术天麻汤燥湿化痰,平肝息风。通窍活血汤活血化瘀,通窍活络。二诊时,头晕、头痛、手脚麻木的症状均有缓解,但由于过食生冷,寒邪与痰饮互结于中焦,更伤脾阳,阻碍气机,清阳不能出上窍,故头晕加重,咳稀白痰,胸闷气喘。证属寒饮内停,以苓甘五味姜辛半夏杏仁汤化裁温化寒饮,降气平喘。《金匮要略》云："病痰饮者,当以温药和之。"方中干姜辛热,温助脾阳以治生痰之源,细辛温肺化饮,茯苓健脾渗湿,五味子收敛肺气,防止干姜、细辛辛散耗气,法半夏燥湿化痰降逆,陈皮、枳实行气消胀,莱菔子行气消食除胀,杏仁降气平喘。加入辛温之川芎以活血行气止痛。三诊时患者头痛、麻木消失,故去川芎。回顾此案,审证求因,以求治病之本,方证相合,故取效甚捷。

（黄　琳）

十九、中风案

罗某,女,76 岁。发病节气：小雪。

初诊日期：2019 年 11 月 30 日。

主诉：左侧面部麻木 3 天。

现病史：患者因尿毒症在我科规律透析治疗。近 3 天前出现左侧面部麻木,拒绝进一步检查、拒绝神经科就诊,无肢体乏力,饮食胃口可,无尿,大便正常,舌红,苔少,脉细。

西医诊断:面神经炎?

中医诊断:中风 - 中经络(肝风上犯,夹风阻络)。

治法:滋阴镇肝,祛风通络。

方药:镇肝息风汤加减。

煅赭石 15g(先煎),龙骨 10g(先煎),牡蛎 10g(先煎),龟甲 10g(先煎),玄参 10g,天冬 10g,甘草 5g,麦芽 10g,麦冬 10g,白芍 10g,川芎 10g,白芷 5g。

3 剂,水煎服,日 1 剂,饭前服。

二诊:2019 年 12 月 3 日。

药后患者诉面部麻木缓解。

按语:本案属于"中风 - 中经络"。据其脉证,卒然面部麻木,风邪阻络可知,然舌红,苔少,脉细,亦知其素有肝肾阴虚之不足,虑其病位在上,其可有动风之象?遂予镇肝息风汤加祛风之药一探究竟。方中代赭石镇肝降逆,为君,龙骨、牡蛎、龟甲、白芍益阴潜阳,镇肝息风,共为臣药。玄参、天冬滋阴清热,壮水涵木;麦冬养阴生津;生麦芽清泄肝热,疏肝理气,以利于肝阳的平降镇潜,川芎祛风活血,以通经络,白芷祛风散寒以解表邪,均为佐药。甘草调和诸药,与生麦芽相配,并能和胃调中。本方重用镇潜诸药,配伍滋阴之品,镇潜以治其标,滋阴以治本,标本兼顾,以治标为主,兼以解表。诸药合用,共奏镇肝息风之效。

(杨文钦)

二十、便秘案

张某,男,43 岁。发病节气:小寒。

初诊时间:2019 年 1 月 7 日。

主诉:腹痛、大便秘结 4 天。

现病史:患者自述 4 天前因贪凉饮冷,后感腹部不适,腹痛拘急,痛势急暴,无恶心呕吐,遇寒则痛甚,得热则痛减,继而便秘难解,腹中冷痛不止,脐下绞结,绕脐不止,手足欠温,口淡不渴,小便清长,无发热恶寒。患者曾去当地诊所进行治疗,外用开塞露

20mL,大便依旧未行,后服用通便药物(具体不详),大便仍难解,现患者腹痛,大便秘结,至今未解。腹部胀满拒按,胁下疼痛,怕冷,手脚冰凉、穿卫衣保暖,舌淡,苔白腻,脉沉弦而迟。

西医诊断:急性肠炎。

中医诊断:便秘(脾阳不足,寒积内结)。

治法:攻下寒积,温补脾阳。

方药:温脾汤加减。

大黄10g,当归10g,干姜5g,附子15g(先煎),党参20g,芒硝5g(溶化),炙甘草15g,肉桂5g(泡服),吴茱萸5g。

上方以水800mL煎至200mL,餐后温服,每日两剂,共4剂。

二诊:2019年1月11日。

2天后患者前来复诊,患者服上方后,当晚行大便,大便恶臭,便多,质硬。现患者大便日行一次,便难解,腹部疼痛减轻,胀满减轻,无胁痛,手足不温,口淡不渴,胃纳较差,无食欲,喜欢热饮,饮不多,眠可,小便清长,舌淡,苔白腻,脉沉弦而迟。

当归10g,干姜5g,附子10g(先煎),大黄10g,党参20g,甘草5g,肉桂5g(泡服),吴茱萸5g,陈皮10g,砂仁5g,白术15g,麦芽15g,鸡内金10g。

上方以水800mL煎至200mL,餐后温服,每日1剂,共7剂。

服上方后,连续随访10天,患者症状好转,胃纳可,大小便正常,无其他不适。

按语:此案属于中医"便秘"范畴。此案患者便秘虑为脾阳不足,阴寒内盛,寒积中阻所致。寒实冷积阻于肠间,腑气不通,故便秘腹痛、绕脐不止;脾阳不足,四肢失于温煦,则手足不温;脉沉弦而迟,是阴盛里实之征。本方证虽属寒积便秘,但脾阳不足为致病之本,若纯用攻下,必更伤中阳;单用温补,则寒积难去,唯攻逐寒积与温补脾阳并用,方为两全之策。故以温脾汤加减。方中附子配大黄为君,用附子之大辛大热温壮脾阳,解散寒凝,配大黄泻下已成之冷积。芒硝润肠软坚,助大黄泻下攻积;干姜温中助阳,助附子温中散寒,均为臣药。党参、当归益气养血,使下不伤正为佐。甘草既助人参益气,又可调和诸药为使。诸药协力,使寒邪去,积滞行,脾阳复。腹中冷痛,加肉桂、吴茱萸以增强温中祛寒之力。方证相应,取效甚捷。二诊时在前方基础上去芒硝,加陈皮、砂仁、白术温中健脾,麦芽、鸡内金消食化滞。

(黄 琳)

二十一、太阳病案

龙某,男,40 岁。发病节气:小满。

初诊日期:2019 年 5 月 26 日。

主诉:发热伴颈项僵硬疼痛不适 3 天。

现病史:患者 3 天前大汗后至冷风下纳凉,翌日出现恶寒发热,颈项部僵硬疼痛,自行服退热药物后,汗出热退,然颈项部仍僵硬疼痛,外敷膏药后无果,遂至我院。刻下症:低热、恶风,服退热药后汗出,颈项部僵硬疼痛,动则痛甚,纳可,大小便可,舌淡红,苔薄白,脉浮缓。

西医诊断:颈痛。

中医诊断:太阳病(中风)。

治法:祛风散寒,生津舒经。

方药:桂枝加葛根汤加减。

桂枝 15g,白芍 30g,甘草 5g,葛根 40g,生姜 10g,大枣 10 枚,威灵仙 15g,秦艽 15g。

4 剂,水煎服,日 1 剂,早晚分服,服后保暖至有微汗出。

二诊:2019 年 5 月 30 日。

药后汗出热退痛减,续药 3 剂后恢复正常。

按语:本案属中医“太阳病”范畴。《伤寒论》曰:“太阳病,项背强几几者,反汗出恶风者,桂枝加葛根汤主之。”据其四诊,此患者发热、汗出、恶风而反颈部疼痛,舌淡红,苔薄白,脉浮缓,乃风寒侵于太阳经,营卫不和之象,属桂枝加葛根汤。该方葛根性平,能祛风邪,解肌表,以此用之为使,而佐桂枝汤之用,以救邪风之盛行于肌表也,又防邪入阳明。王晋三云:“桂枝加葛根汤,治邪从太阳来,才及阳明,即于方中加葛根,先于其所往,以伐阳明之邪。因太阳未罢,故仍用桂枝汤以截其后,但于桂枝芍药各减一两,既不使葛根留滞太阳,又可使桂枝芍药并入阳明,以监其发汗太过,其宣阳益阴之功,用桂枝汤以解太阳肌中之邪;加葛根宣通经脉之气,而治太阳经脉邪。"更加威灵仙、秦艽,威灵仙味辛咸温,归膀胱经,加强祛风除湿,经络止痛之功。众药合用,有祛风散寒、生津舒经之功。

(安海文)

第四节　男科疾病案

一、遗精案

魏某,男,28 岁。发病节气:立冬。

初诊日期:2019 年 11 月 8 日。

主诉:遗精 1 周余。

现病史:患者 1 周前出现遗精,伴腰背冷痛,神疲乏力,怕冷,喜喝热饮,有手淫病史多年,二便尚可,睡眠不安,舌淡红,苔腻,脉弦细。

西医诊断:遗精。

中医诊断:遗精(肾气不固)。

治法:补肾填精,固精止遗。

方药:桂枝加龙骨牡蛎汤加减。

龙骨 15g(先煎),牡蛎 15g(先煎),桂枝 15g,白芍 15g,牛膝 15g,杜仲 20g,山茱萸 15g,炙甘草 5g,黄芪 25g,补骨脂 15g,山药 20g,茯苓 15g。

7 剂,水煎服,日 1 剂,早晚分服。

二诊:2019 年 11 月 18 日。

药后患者精神恢复,遗精症状明显改善,腰背酸痛较前减轻,仍有睡眠不安,舌淡红,苔腻,脉弦。

龙骨 15g(先煎),牡蛎 15g(先煎),桂枝 15g,莲子 10g,牛膝 15g,杜仲 20g,山茱萸 15g,炙甘草 5g,黄芪 25g,合欢花 15g,山药 20g,茯苓 15g。

5 剂,水煎服,日 1 剂,早晚分服。

按语:本案属中医"遗精"范畴。患者以遗精为主要表现,舌淡红,苔厚腻,脉弦细,辨证属"肾气不固"。肾主封藏,藏精而不泻,本案患者有手淫史多年,以致正气亏虚,精关不固,封藏失司,而致遗精。神疲乏力为精气不足之象;肾虚不能固摄,故见腰背冷痛喜热饮。治疗当以补肾填精、固精止遗为主。《金匮要略》称此类病为"梦失精",其曰:"夫失精家少腹弦急,阴头寒,目眩,发落,脉极虚芤迟,为清谷亡血,失精,脉得诸芤动微紧,男子失精,女子梦交,桂枝加龙骨牡蛎汤主之。"故拟用桂枝加龙骨牡蛎汤加减。龙骨、牡蛎收敛固涩且能益阴气,桂枝、生白芍相配阴阳调补,补骨脂、山药、杜仲、牛膝、山茱萸补肾益精,健骨壮腰;黄芪补中益气,茯苓通阳渗湿,舌淡红,苔厚腻,故用之以淡渗利湿。甘草调和诸药。诸药共用,以达补肾填精、固精止遗之功。二诊时睡眠不安,去白芍、补骨脂,加莲子、合欢花养心安神,疗效显著,并嘱患者戒除手淫之不良习惯,注意精神调养,排除杂念,更利于病体恢复,治遗精之效弥彰。

（林芬娜）

二、阳痿案

隆某,男,49岁。发病节气:霜降。

初诊时间: 2019年10月25日。

主诉: 性功能减退3月余。

现病史: 3个月前无明显诱因出现腰酸,腰痛,阳事不举,自行服用"补肾壮阳药"后,症状缓解。1个月前,因工作压力大,再次出现阳事不举,性欲减退,心情郁闷,当地中医诊所予以中药治疗（具体用药不详）后,疗效不显。为求进一步治疗,遂于我诊室就诊。现症:阳事不举,举而不坚,过早泻精,性欲减退,腰酸,腰痛,右侧腹股沟隐痛,情绪焦虑,乏力,四肢欠温,畏寒怕冷,纳少,寐欠安,多梦,二便正常,舌质淡,苔薄白,脉弦,尺部沉细无力。

西医诊断: 性功能障碍。

中医诊断: 阳痿（肾虚肝郁）。

治法: 疏肝解郁,温肾益精。

方药: 四逆散加减。

柴胡15g,白芍15g,枳壳10g,桂枝10g,甘草10g,淫羊藿20g,

阳起石 20g,锁阳 10g,山茱萸 20g,枸杞子 20g,熟党参 15g,知母 15g。

共 14 剂,每日 1 剂,分温二服。

二诊:2019 年 11 月 8 日。

阳事举而不坚,过早泻精,腰酸,腰痛较前减轻,右侧腹股沟偶有隐痛,四肢微温,畏寒症状减轻,精神较前好转,夜梦减少,睡眠质量提升,但易醒,二便可,舌淡,苔薄白,脉弦,尺部沉缓。

柴胡 15g,白芍 15g,枳壳 10g,桂枝 10g,甘草 10g,淫羊藿 20g,阳起石 20g,锁阳 10g,山茱萸 20g,枸杞子 20g,熟党参 15g,知母 15g。

共 7 剂,每日 1 剂,分温二服。

三诊:2019 年 11 月 22 日。

阳事已起,早泻症状好转,性欲渐佳,腰酸,腰痛及右侧腹股沟隐痛消失,四肢温暖,但时有燥热,二便可,舌淡,苔薄白,脉弦有力。

柴胡 15g,白芍 15g,枳壳 10g,桂枝 10g,甘草 10g,知母 15g,黄柏 10g。

共 5 剂,每日 1 剂,分温二服。

服上方后,性欲增加,阳事正常,心情舒畅,燥热消失。嘱患者继续复诊。

按语:本案属于中医"阳痿"范畴。阳痿总的治则是补肾疏肝,健脾益气,行气活血,恢复前阴纵筋气血的正常运行。《诸病源候论》认为:"劳伤于肾,肾虚不能荣于阴器,故痿弱也。"《杂病源流犀烛》云:"有失志之人,抑郁伤肝,肝木不能疏达,亦致阳痿不起。"中青年者病位多在肝,年老者病位多在肾。王琦教授认为现代生活节奏加快,工作压力增大,情志致病较多,明确提出"阳痿从肝治"的论点。此案患者阳事不举,举而不坚,过早泄精,性欲减退,腰酸,腰痛,右侧腹股沟隐痛,情绪焦虑,乏力,四肢欠温,畏寒,纳少,寐欠安,多梦,二便正常,舌质淡,苔薄白,脉弦,尺部沉细无力,考虑为肾虚肝郁型阳痿,阴茎以综筋为体,以气血为用。肾藏精,为作强之官,技巧出焉,肾精不足,阳气虚衰,则宗筋失养,性欲减退,阳事不举。肾气不固则早泄。肝主筋,肝经循绕阴器,肝失疏泄,则气血运行受阻,筋脉拘急,则腹股沟隐痛。治疗以四逆散加减。方中柴胡、枳壳疏肝行气;白芍养血柔肝,缓急止痛;桂枝温通阳气,防止气滞阳郁;淫羊藿、阳起石补肾壮阳,锁阳温肾益精;山茱萸、枸杞子滋补肾精;以党参健脾补气,增强脾的运化功能以助药物吸收;知母性味苦寒,制约诸药温燥伤阴。甘草调和诸药。患者一诊、二诊服药后,四肢微温,畏寒减轻,肾阳虚的状况有所改善,则继续服用原方。三诊时,腰酸、腰痛及右侧腹股沟隐痛消失,气机舒畅,四肢回暖,但有轻微的燥热,考虑温阳太过,遂减去温阳药物,加入黄柏,与知母相配增强清热的力量。

(黄　琳)

第五节　外科疾病案

一、反复盆腔脓肿案

许某,男,33岁。发病节气:立冬。

初诊日期:2016年11月10日。

主诉:反复盆腔脓肿1年余,再发1周。

现病史:因"狼疮性肾炎CKD5期"于我科血液净化中心规律透析,1周3次。分别于2015年11月、2016年6月因"盆腔脓肿"入院治疗。予抗感染、手术清创、脓肿穿刺引流后好转出院。2016年11月再次因"盆腔脓肿"入院,但彩超示脓肿分隔,故妇产科建议保守治疗。西医予抗感染治疗。考虑患者反复盆腔脓肿发作,西医亦无很好的办法去控制病情,遂给予中医诊治。现症:患者腹部剧痛,拒按,大便干,无尿,身微热,纳呆消瘦,口干,口苦,舌质红,苔黄厚,脉沉弦。

西医诊断:盆腔脓肿。

中医诊断:痈(湿热内蕴)。

治法:清热解毒化瘀。

方药:大黄牡丹汤加减。

金银花20g,大黄10g,牡丹皮10g,桃仁10g,败酱草10g,芒硝5g,生薏苡仁20g,桔梗10g,冬瓜仁15g,甘草10g。

3剂,水煎服,日1剂,早晚分服。

二诊：2016 年 11 月 14 日。

查看患者，大便通畅，腹痛虽减，但腹胀仍感明显，并有灼热感，舌红有瘀，脉滑。

金银花 20g，瓜蒌仁 10g，白芷 15g，败酱草 15g，薏苡仁 50g，炙甘草 10g，乳香 10g。

共 3 剂，800mL 水煎至 200mL 温服，日 1 剂。

三诊：2016 年 11 月 17 日。

查看患者自觉乏力，肌肤甲错，胃纳不佳，大便通畅，舌淡苔薄，脉沉弱乏力。复查彩超提示脓肿较前减少。

黄芪 20g，当归 10g，穿山甲 10g，皂角刺 15g，白术 20g，败酱草 20g，生薏苡仁 30g，炙甘草 10g。

3 剂，800mL 水煎至 200mL 温服，日 1 剂。

复查彩超见脓肿完全吸收，嘱患者保持大便通畅，至今复查彩超脓肿无复发。

按语：本例患者予大黄牡丹汤为主治疗取得了满意疗效，需注意以下三个方面：首先，在本方用金银花配生甘草清热解毒；生大黄泄肠间瘀热之毒；芒硝助大黄促其速下；两药共奏邪毒从下而出之功。桃仁、牡丹皮凉血散血，破血祛瘀；败酱草、冬瓜仁相配，清肠中湿热，下气排脓消痈。综观全方，由泻下、除湿、化瘀三类组成，使湿热瘀结以泻下法祛除，气血凝结之聚经破血而消散。其次，本例属内脏痈疡，以湿热证为主，兼气血虚弱；缘肠中有湿热瘀结之毒，气血凝滞，散于下焦而成，恐药力不足，复加生薏苡仁、桔梗助提脓泄毒之力；后腑气通，恐久泄伤阴，故去大黄，合用透脓散，以托法扶正，气充陷升。最后，有关脓能不能下，各医家认识多不一致。有人认为脓已成不能下，有的认为脓成未溃或未成脓，皆当速下。如有实证热证，成脓或未成脓，下法皆可用之，截断病势，务使邪有出路，不致继续戕伐正气。

（徐　娟）

二、疮疡案

刘某，男，50 岁。发病节气：春分。

初诊日期：2017年3月21日。

主诉：规律行血液透析2年余,全身溃疡1月余。

现病史：患者2年前开始在我院行规律性血液透析治疗,1个月前反复出现全身多处皮肤破溃并感染,较大处为背部9cm×8cm、左腰部11cm×15cm。经予抗感染等治疗,皮肤难以愈合,遂求中医诊治。

西医诊断：皮肤溃疡并感染。

中医诊断：疮疡(阳虚寒凝)。

治法：温阳补血,散寒通滞。

方药：患者皮肤溃破难愈,责之阳虚寒凝,痹阻筋骨肌肉,营血不足,则化生无源。予阳和汤加减。

鹿角霜10g,生地黄15g,肉桂5g,白芥子6g,皂角刺10g,姜厚朴10g,干姜10g,麻黄10g,甘草3g。

7剂,上方以水800mL,煎至200mL,温服,每日1剂。

二诊：2017年3月28日。

患者服药后伤口渐长,边缘可见少许坏死组织。脾主肌肉,脾虚则水谷精微不能输布四肢。现以"健脾益气"为法。

党参30g,白芍15g,陈皮20g,麦芽15g,厚朴15g,山楂15g,薏苡仁15g,茯苓30g,酸枣仁20g,首乌藤15g。

服法同上仍服7剂。

三诊：2017年4月5日。

皮肤溃烂逐渐收口,治病求本,以"温阳健脾"为法,温运中阳,以收溃口,兼以脱脓外出。

黄芪40g,皂角刺15g,肉桂5g,麦芽30g,白芷15g。

服法同上,共7剂。

起效后加麦冬15g养阴清虚热,茯苓健脾益气。再连服月余。

按语：患者皮肤溃破难愈,责之阳虚寒凝,痹阻筋骨肌肉,营血不足,则化生无源。初始治以"温阳补血,散寒通滞"为法。脾主肌肉,寒邪已祛,续以健脾益气为法,如收口困难,脓液难尽,可加扶正透脓法。

（徐　娟）

三、湿疮案

周某,女,78 岁。发病节气:白露。

初诊日期: 2018 年 9 月 12 日。

主诉: 双下肢浮肿伴全身皮疹瘙痒加重 2 周。

现病史: 患者近 2 周来背部、双下肢伸侧、双上肢屈侧出现粟粒状丘疹,散在水疱,皮损处剧烈瘙痒,夜间瘙痒更甚,全身多处可见红色抓痕,伴有双下肢浮肿。曾在我市三甲西医院就诊,予抗过敏、镇静等对症治疗效果不佳,小便尚可,大便稍硬。现症:面色晦暗少华,形体偏胖,皮肤松散,伴有双下肢浮肿,胃纳不馨,舌质淡,苔薄,脉沉细。

西医诊断: ①慢性肾脏病 CKD3 期;②湿疹。

中医诊断: 湿疮(脾虚湿恋)。

治法: 健脾祛湿。

方药: 五苓散加减。

茯苓 50g,猪苓 15g,苍术 15g,桂枝 10g,白芍 15g,陈皮 10g,大腹皮 15g,桑白皮 15g,蛇床子 10g,白鲜皮 15g,地肤子 10g。

6 剂,每日 1 剂,水煎服,嘱患者勿食发物。

二诊: 2018 年 9 月 18 日。

患者未再有新发皮疹及水疱,原皮疹明显减淡,原水疱消退,肢体浮肿减轻,舌稍红偏暗,苔薄,脉沉细。考虑其久病入络,加之有慢性肾功能不全病史,遂在原方基础上加丹参 30g,赤芍 10g 以增加活血化瘀之功。

茯苓 50g,猪苓 15g,苍术 15g,桂枝 10g,白芍 15g,陈皮 10g,大腹皮 15g,桑白皮 15g,蛇床子 10g,白鲜皮 15g,地肤子 10g,丹参 30g,赤芍 10g。

6 剂,每日 1 剂,水煎服,嘱患者勿食发物。

再服 6 剂后,全身瘙痒明显减轻,水疱及皮疹明显消退,肢体浮肿明显改善。随访至今湿疹再未发作。

按语: 顽固性湿疹属于中医"湿疮"范畴,慢性者多与素体虚弱,脾虚不运,湿邪留恋,肌肤失养有关,久之则伤及血脉,血虚生风生燥,肌肤失去濡养,瘙痒难耐,缠绵难愈。五苓散长于健脾助运,温化水湿。此案以五苓散为主方,方中茯苓、苍术可达健脾燥湿之双效,猪苓利水渗湿,令在里之内湿得消,是为治本。配以蛇床子、地肤子、白鲜皮以祛风止痒,令在表之风湿得散,是为治标,加桂枝温阳化气利水,大腹皮、桑白皮利水消肿,陈皮健脾燥湿,白芍养血敛阴,由此标本兼治,使内湿除,外湿祛,则疹退病愈。五苓散作为仲景常用方,《伤寒论》中有关论述条文共8条,包括第71、72、73、74、141、156、244、386条,其中除第386条为治疗霍乱外,其余主要针对太阳蓄水证而设。然实际运用当不限于其症状,而主要是谨守五苓散方证气化不利、水湿停聚之病机。水湿不应局限于三焦脾胃,也可以是皮肤,可以是其他脏腑。因此本例患者顽固性湿疹,常法治疗乏效,而从湿论治采用五苓散加减健脾利水化湿而收佳效。

(庞　捷)

四、脱疽案

王某,女,57岁。发病节气:处暑。

初诊日期: 2020年8月31日。

主诉: 反复双下肢疼痛1年,伴双下肢皮肤发黑。

现病史: 缘患者1年前出现双下肢疼痛、双下肢皮肤发黑,在某医院诊断为"类风湿关节炎",定期服用"痹祺胶囊、羟氯喹"等药物治疗,症状可缓解。现症:双下肢偶有疼痛,双下肢皮肤发黑,局部皮疹,上肢小关节畸形,口干,纳可,二便调,眠一般,舌红,苔白腻,脉弦数。

西医诊断: ①下肢静脉炎;②类风湿关节炎。

中医诊断: 脱疽(湿毒浸渍,风湿痹阻)。

治法: 清热解毒,祛风除湿。

方药: 四妙勇安汤加减。

金银花30g,当归5g,炙甘草10g,桂枝15g,荆芥穗10g,防风10g,蝉蜕5g,牡丹皮20g,知母20g,昆明山海棠15g,鸡血藤20g,黄芪15g。

14剂,水煎服,日1剂,早晚分服。

二诊: 2020年9月14日。

治疗后患者疼痛缓解,双下肢皮肤发黑如前,续前方14剂。

按语: 本案属于中医"脱疽",《灵枢·痈疽》曰:"发于足趾,名脱痈(疽),其状赤黑,死不治;不赤黑,不死。不衰,急斩之,不则死矣。"古代医家称其为"脱骨疽""蛀节疔""手足甲疽""敦疽""十指零落"等。《针灸甲乙经》将《黄帝内经》中"脱痈"改为"脱疽",首次提出"脱疽"病名。此案患者因饮食不调,湿热内生,湿热蕴结,气血瘀滞,则双下肢皮肤发黑、疼痛;热盛伤阴,则口干;舌红,苔黄腻,脉数,为湿热毒盛之象。故方拟四妙勇安汤加减,以清热解毒重剂为主,兼活血化瘀。方中重用金银花清热解毒;当归活血和营;炙甘草解毒,调和诸药;加入桂枝温通经脉;荆芥、防风、蝉蜕、昆明山海棠祛风湿、止痹痛;取牡丹皮凉血不留瘀、活血不妄行之特点;知母苦、甘、寒,可滋胃阴而生津止渴;鸡血藤活血舒筋,善治风湿痹痛;黄芪既能治风寒湿痹,又可益卫固表;《验方新编·卷二》中说:四妙勇安汤治疗脱疽,一连十剂,永无后患。嘱患者少食辛辣及醇酒之物,增加患肢运动,促进血液循环。

（韦晓霞）

五、风疹案

陈某,女,57岁。发病节气:芒种。

初诊日期: 2020年6月22日。

主诉: 全身多关节疼痛5年余,伴皮疹2天。

现病史: 患者5年前无明显诱因突然出现全身多关节疼痛,遂来就诊,诊断为类风湿关节炎,经治疗症状好转,2天前出现左颈部皮疹。现症:关节痛明显缓解,偶有发作,口干,偶有头痛,左颈后部皮疹,瘙痒,稍脱屑,小便少,大便调,舌淡红,苔薄白,脉浮数。

西医诊断: ①皮炎;②类风湿关节炎。

中医诊断: 风疹(风湿困表)。

治法: 祛风除湿。

方药: 消风散加减。

防风10g,荆芥穗15g,蝉蜕10g,泡苍术5g,当归5g,白鲜皮15g,地肤子15g,昆明山海棠15g,蒺藜10g。

28 剂,水煎服,日 2 剂,早晚分服。

二诊:2020 年 7 月 20 日。

经治疗,患者左颈部皮疹范围减少,瘙痒缓解,脱屑消失,续上方。

按语: 此案属中医"风疹"案。此案患者感受风湿之邪,留滞肌表,不得疏泄,《素问》曰"伤于风者,上先受之",故发颈部皮疹,瘙痒,舌淡红,苔薄白,脉浮数,此为风湿困表之证;《外科正宗》卷四曰:"治风湿浸淫血脉,致生疥疮,瘙痒不绝,及大人小儿风热瘾疹,遍身云片斑点,乍有乍无,并效。"消风散为治疗风疹湿疹之常用方,本方中防风为治风病之润剂,与荆芥、苍术相配伍,以解表止痒,祛风湿;蝉蜕疏散风热,透疹止痒;虑患者久病伤阴,且"治风先治血、血行风自灭",加当归以养血活血,滋阴润燥;白鲜皮、地肤子、蒺藜祛风止痒;昆明山海棠舒筋活络,活血止痛;二诊时皮疹好转,再续方。嘱服药期间,不宜食辛辣、鱼腥、浓茶等,以免影响疗效。复诊时皮疹已大部分消退。

(韦晓霞)

六、狐惑病案

郑某,男,37 岁。发病节气:大雪。

初诊日期:2017 年 12 月 18 日。

主诉: 反复口腔、外阴部溃疡 8 月余。

现病史: 患者 8 个月前无明显诱因出现口腔溃疡,未予重视,继而全口腔黏膜多处糜烂面,黏膜红肿,触痛明显,并出现口唇周围水疱样皮疹,呈圆形,境界清楚,边缘略高起,易溃破,于外院查血沉 42mm/h,C 反应蛋白 1.09mg/L,血常规、体液免疫、风湿四项(−),予"强的松 10mg/d、维生素 B_6"等治疗,疼痛稍缓解,口腔黏膜糜烂面稍好转,唇黏膜仍可见红肿糜烂。后出现右肩、胸背部、外阴散在数个孤立水疱,有溃破面,疱薄易破,触痛明显,外院诊断考虑"白塞病",予"强的松 20mg/d、羟氯喹"等治疗,症状无明显改善。为进一步诊治来我院就诊。自起病以来,患者无光过敏、脱发,无颜面红斑、雷诺现象,无关节肿痛,近期体重无明显变化。现症:口内灼热疼痛、黏膜溃烂、口臭、口中黏腻,阴部溃疡,右肩、胸背部、外阴散在数个孤立水疱,有溃破面,外渗,疱薄易破,触痛明显,纳眠欠佳,舌质暗红,舌苔黄腻,脉滑。

西医诊断:白塞病。

中医诊断:狐惑病(湿热内蕴,损及阴血)。

治法:清热燥湿,滋阴养血。

方药:黄连解毒汤合益胃汤合四物汤合桔梗甘草汤加减。

黄连 5g,黄芩 10g,黄柏 10g,栀子 10g,荆芥 15g,当归 10g,川芎 10g,沙参 15g,麦冬 15g,生地黄 20g,玄参 15g,白芍 15g,桔梗 10g,甘草 10g。

7 剂,水煎服,日 1 剂,早晚分服。

嘱患者调畅情志,保持口腔外阴部清洁,忌食辛辣、油腻等刺激性食物,多食新鲜水果蔬菜。

二诊:2017 年 12 月 25 日。

药后患者口腔外阴部溃疡疼痛较前减轻,渗出物减少,口中黏腻较前好转,饮食可,睡眠欠佳,舌质暗红,舌苔薄黄,脉滑。前方有效,去黄连、黄柏,加酸枣仁 15g,续服 7 剂。

三诊:2018 年 1 月 6 日。

药后口腔外阴部溃面较前缩小,触痛减轻,无明显渗出物,右肩、背部水疱基本破溃,破溃面缩小,舌质红,舌苔薄黄,脉滑。前方有效,按二诊方续服 7 剂以观疗效。

按语:本案属中医"狐惑病"范畴。《金匮要略·百合狐惑阴阳毒病证治》曰:"状如伤寒,默默欲眠,目不得闭,卧起不安。蚀于喉为惑,蚀于阴为狐。不欲饮食,恶闻食臭,其面目乍赤、乍黑、乍白。"病因病机,多因感染虫毒,湿热不化而致。临床常有咽喉、眼、前后二阴溃疡,以及湿热内壅、胃气不和所致的不欲饮食、恶闻食臭等症状。发病初期多由感受湿热毒气所致,继之,中阳受损,脾虚而聚湿酿热,湿热内生;或烁伤阴津血气,虚火内炽。热邪在内则扰乱神明,在外则发为痈疡。本例患者因受湿热之毒邪,上犯于口咽,下侵于阴部,外壅于肌肤,内伤于阴血,且湿性黏滞,热毒湿浊胶结故病多缠绵难愈,病程较长或反复发作。故初诊治以清热燥湿,滋阴养血。方予黄连解毒汤合益胃汤合四物汤合桔梗甘草汤加减。方中黄连解毒汤清热解毒燥湿,以祛邪;益胃汤、四物汤加减,滋阴养血,以扶正;桔梗甘草汤以利咽。二诊时,湿热之势顿减,故去黄连、黄柏,加酸枣仁以安神;三诊时效不更方,续进以观。纵观其治,湿热为祸,缠绵难愈,当虑及其病之标本缓急,辨证施治。

(徐 娟)

七、腰痛案

腰痛案1

李某,男,62岁。发病节气:秋分。

初诊日期:2019年9月28日。

主诉:反复腰痛半年,再发加重6天。

现病史:反复腰痛半年余,平素喜好绿植,半年前因搬绿植时不慎扭伤后反复出现腰痛隐隐,症状时轻时重,喜温喜按,肢冷畏寒。6天前上述症状加重。现症:腰痛,喜卧,膝软,小便频,夜尿3~5次/夜,大便质偏稀,每日2~3次。查体:L3~L5腰椎棘突压痛(+);腰椎DR显示腰椎退行性改变。舌胖淡,苔白,脉沉细。

西医诊断:腰椎退行性病变。

中医诊断:腰痛(阳虚腰痛)。

治法:温阳补肾,通经止痛。

方药:金匮肾气丸加减。

茯苓20g,山药15g,熟地黄15g,泽泻10g,牡丹皮15g,山茱萸10g,附子10g(先煎),桂枝10g,杜仲15g,狗脊15g。

7剂,水煎服,日1剂,早晚分服。

二诊:2019年10月8日。

患者诉服药后腰痛较前缓解,活动无明显受限。夜尿频较前改善,2~3次/夜,大便偏稀,2~3次/日。舌胖淡,苔白,脉沉细。上方熟地黄减至10g,加乌药、益智仁各15g,续服7剂。

三诊:2019年10月15日。

患者诉服药后无明显腰痛,肢冷情况较前缓解,夜尿1~2次/夜,大便正常,舌胖淡,苔薄白,脉沉细。续服上方巩固疗效。

按语:此案属中医"腰痛"范畴。《素问》有曰:"腰者,肾之府,转摇不能,肾将惫矣。"另外《诸病源候论》云:"凡腰痛有五:一曰少阴,少阴申也,七月万物阳气伤,是以腰痛。二曰风痹,风寒着腰,是以痛。三曰肾虚,役用伤肾,是以痛。四曰腰,坠堕伤腰,是以痛。五曰寝卧湿地,是以痛。其汤熨针石,别有正方,补养宣导,今附于后。"此皆说明肾虚乃腰痛之本,风、寒、湿、外伤等外邪亦可导致腰痛。据本例证候特点,半年前因外伤后反复腰痛,初起多以标实,气滞血瘀阻滞腰部脉络故见腰痛;而后调摄不当,病势缠绵,久病多虚,加之年老体衰,腰府失养,故肾虚之象表露。故以金匮肾气丸加减以补肾壮阳,温经通络。方中附子补火助阳,散寒止痛;桂枝温经通脉,助阳化气;而地黄滋补肾阴,配伍山茱萸补益肝肾,山药养脾散精,意寓"阴中求阳","少火生气"。泽泻、茯苓渗湿利水;牡丹皮活血通络,三味寓泻于补,以防滋阴助湿杜仲、狗脊补肝肾、祛风湿。诸药合用,振奋肾阳,气行血畅,寓补于通,寓通于补,故腰痛自除。

(郭文燕)

腰痛案 2

张某,男,25 岁。发病节气:大雪。

初诊日期: 2018 年 12 月 12 日。

主诉: 腰痛 2 周余。

现病史: 患者 2 周前出现腰痛,喜按,按压得舒,症状反复,腰膝酸软,畏寒,喜热饮,胃纳不佳,小便尚可,大便偏烂,舌淡,苔白,脉细。

西医诊断: 腰肌劳损。

中医诊断: 腰痛(肾阳亏虚)。

治法: 温补肾阳,通络止痛。

方药: 肾气丸加减。

附子 5g(先煎),桂枝 15g,地黄 15g,山药 20g,泽泻 15g,茯苓 15g,杜仲 20g,桑寄生 20g,炙甘草 5g,山茱萸 15g,牡丹皮 10g。

7 剂,水煎服,日 1 剂,早晚分服。

二诊: 2018 年 12 月 19 日。

药后患者腰痛明显减轻,稍有气短,胃纳改善,舌淡,苔白,脉细滑。于上方加黄芪补中益气。

附子 5g(先煎),桂枝 15g,地黄 15g,山药 20g,泽泻 15g,茯苓 15g,

杜仲 20g,桑寄生 20g,炙甘草 5g,山茱萸 15g,牡丹皮 10g,黄芪 20g。

10 剂,水煎服,日 1 剂,早晚分服。

按语:本案属中医"腰痛"范畴。患者以腰痛为主要表现,伴喜按,按压得舒,症状反复,腰膝酸软,畏寒,喜热饮,胃纳不佳,大便偏烂。舌淡,苔白,脉细,辨证属"肾阳亏虚"。《诸病源候论》曰:"夫腰痛者,皆由伤肾气所为。"《素问》云"腰者,肾之府,转摇不能,肾将惫矣",本例患者为青年男性,肾阳不足无以温暖脾土,致脾阳不振,运化失常,故见纳差,大便烂;肾阳虚衰不能温养腰府温煦下焦则见腰膝酸软疼痛;不能温煦肌表则畏寒怕冷,喜热饮。治以肾气丸加减。所谓"肾气丸者,纳气归肾也",为补肾阳之经典用方。方中附子、桂枝振奋脾肾之阳;熟地黄、山药、山茱萸补肾益脾填精;杜仲、桑寄生补肝肾、强腰强筋骨;茯苓健脾益肾,与泽泻同用发挥淡渗利湿的作用;牡丹皮活血通络,行瘀止痛,清泻虚火,使补中有泻,补而不腻;炙甘草温阳调和诸药。诸药合用,体现"善补阳者,必于阴中求阳,则阳得阴助而生化无穷"的治疗之法。二诊时症状较前减轻,有轻度气短,为气虚表现,加黄芪补中益气,且使用 20g,加大其"补中升清"之力。总之,"肾为先天之本",充足肾气,气机津液正常运化,诸病得以治愈。

（林芬娜）

八、乳结案

李某,男,35 岁。发病节气:雨水。

初诊日期:2020 年 2 月 28 日。

主诉:左乳胀痛 2 年余。

现病史:患者有左侧乳房胀痛病史 2 年余,症状反复,伴神疲乏力,口燥咽干,心烦易怒,二便调,舌红,苔薄黄,脉弦。

西医诊断:乳房肥大症。

中医诊断:乳结（肝郁痰凝,阴虚火旺）。

治法:疏肝化痰,滋阴散结。

方药:知柏地黄丸加减。

山药 10g,山茱萸 10g,泽泻 5g,茯苓 20g,牡丹皮 15g,知母 15g,黄柏 5g,青皮 10g,生地黄 15g,连翘 15g,柴胡 15g,法半夏

10g,黄芩 10g。

7 剂,水煎服,日 1 剂,早晚分服。

二诊:2020 年 3 月 7 日。

患者乏力、咽干症状明显缓解,乳房胀痛较前改善,舌红,苔薄。去黄芩、法半夏,生地黄改熟地黄,加白芍、浙贝母。

山药 10g,山茱萸 10g,泽泻 5g,茯苓 20g,牡丹皮 15g,知母15g,黄柏 5g,青皮 10g,熟地黄 15g,连翘 15g,柴胡 15g,浙贝母10g,白芍 10g。

10 剂,水煎服,日 1 剂,早晚分服。

三诊:2020 年 3 月 21 日。

药后症状进一步改善,胀痛得消,精神状态较前明显改善,但入睡困难,时有惊醒。在上方基础上加龙骨、牡蛎,去柴胡、连翘。

山药 10g,山茱萸 15g,泽泻 5g,茯苓 15g,牡丹皮 15g,知母15g,黄柏 5g,青皮 10g,熟地黄 20g,白芍 10g,浙贝母 10g,龙骨30g(先煎),牡蛎 30g(先煎)。

10 剂,水煎服,日 1 剂,早晚分服。

按语:本案属中医"乳结"范畴。《诸病源候论》则指出:"男子乳头属肝,乳房属肾。"患者以乳房胀痛为主要表现,伴神疲乏力、口燥咽干、心烦易怒,舌红,苔薄黄,脉弦数,辨证属"肝郁痰凝、阴虚火旺"。本例患者肝郁气滞,痰凝阻络,久病伤肾,阴虚火旺,虚火上炎,故见口燥咽干,心烦易怒,神疲乏力;痰凝阻络,不通则痛,阴虚火旺,不荣则痛,均致乳房胀痛;舌质红,苔薄黄,脉弦数均为阴虚火旺之候。方中生地黄清热凉血,补益肝肾;山药补脾养胃,生津益肺,补肾涩精;山茱萸补益肝肾,涩精固脱;泽泻利小便,清湿热;牡丹皮清热凉血,活血化瘀;茯苓利水渗温,健脾宁心;知母清热泻火,生津润燥;黄柏、黄芩清热燥湿,泻火除蒸。青皮理气通络。加柴胡疏肝理气,法半夏燥湿化痰,连翘消肿散结。二诊时症状减轻,去黄芩、法半夏,生地黄改熟地黄,加白芍柔肝养血,浙贝母化痰散,继服 10 剂。三诊时诉睡眠一般、容易惊醒,以去柴胡、连翘,加龙骨、牡蛎镇惊固涩安神。诸药合用,切中病机,标本兼治,效果良好,诸症自愈。

(林芬娜)